巧吃
百病消

曲小青 主编

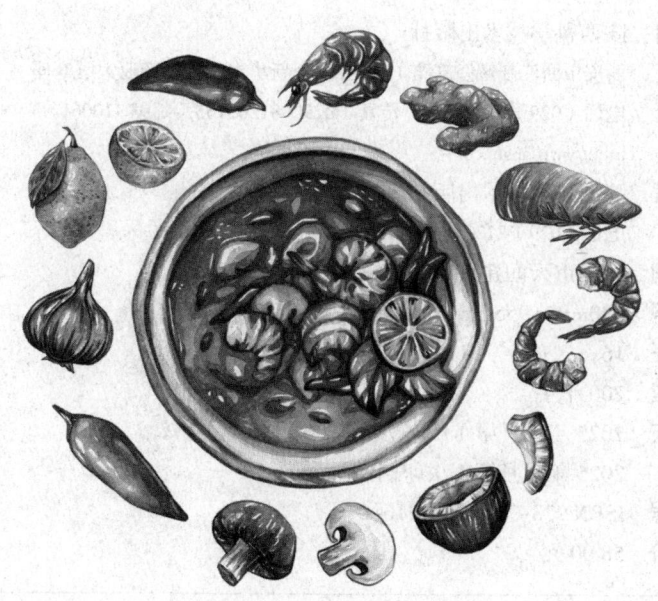

陕西新华出版
陕西科学技术出版社
Shaanxi Science and Technology Press
——西安——

图书在版编目（CIP）数据

巧吃百病消 / 曲小青主编 . -- 西安 : 陕西科学技术出版社 , 2025.4. -- ISBN 978-7-5369-9216-0

Ⅰ . R247.1-49

中国国家版本馆 CIP 数据核字第 2025T7N935 号

巧吃百病消
QIAOCHI BAIBINGXIAO

曲小青　主编

责任编辑	付　琨
装帧设计	天之赋设计室

出 版 者	陕西科学技术出版社
	西安市曲江新区登高路 1388 号陕西新华出版传媒产业大厦 B 座
	电话（029）81205187　传真（029）81205155　邮编 710061
	http://www.snstp.com
发 行 者	陕西科学技术出版社
	电话（029）81205180　81205178
印　　刷	三河市天润建兴印务有限公司
规　　格	670mm×955mm　16 开本
印　　张	16
字　　数	200 千字
版　　次	2025 年 4 月第 1 版
	2025 年 4 月第 1 次印刷
书　　号	ISBN 978-7-5369-9216-0
定　　价	58.00 元

版权所有　翻印必究

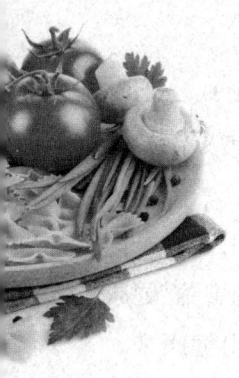

前言

健康，是人类永恒的追求。在现代快节奏的生活中，我们面临着各种各样的健康挑战，如心血管疾病、糖尿病、癌症等，已经成为危害人类健康的主要杀手。这些疾病的发生往往与不健康的生活方式和饮食结构密切相关。此外，现代生活的快节奏和高压力也让人们的身体处于亚健康状态，容易受到各种疾病的侵袭。然而，你是否知道，我们日常饮食中的巧妙选择，或许就是打开健康之门的神奇钥匙？《巧吃百病消》正是这样一本为你揭示饮食与健康奥秘的宝典。

自古以来，饮食与健康就有着千丝万缕的联系，我国古代就有"药食同源"的说法，认为许多食物即药物，药物和食物之间无绝对的分界线。《黄帝内经》倡导"五谷为养，五果为助，五畜为益，五菜为充"，认为食物能强身健体、祛病防病。古代医学家将中药的"四性""五味"理论运用到食物之中，认为每种食物也具有"四性""五味"。中药多属天然药物，包括植物、动物和矿物，而可供人类饮食的食物，同样来源于自然界的动物、植物及部分矿物。因此，中药和食物的来源是相同的。有些东西只能用来治病，就称为药物；有些东西只能做饮食之用，就称为食物。但其中的大部分东西，既有治病的作用，又能当作饮食之用，叫作药食两用。由于它们都有治病功能，所以药物和食物的界限不是十分清楚。例如，山药是一种常见的食物，可以用于烹饪多种菜肴，而在中医里它又是一味药材，能够健脾益胃、滋肾益精；又如红枣，它既是美味的食物，常被当作零食或用于煲汤，又能补中益气、养血安神，用于缓解脾胃气虚、失眠多梦等症状。此外，还有赤小豆、龙眼肉、核桃仁、杏仁、蜂蜜等，它们既属于中药，有良好的治病疗效，又是大家经常吃的富有营养的可口食品。

为了帮助读者认识食物中营养与健康的关系，更好地利用食物来保持身体健康、预防和治疗各种疾病，本书从营养学的基础知识、亚健康的本质、身体的修复能力和自愈能力、好的饮食习惯才能吃出健康来、不同人群的营养方案、食补胜于药补等方面展开介绍，为读者提供清晰、实用的指导。作为一本食疗方面的图书，本书内容丰富、体例结构清晰、语言简单易懂、富于实用性，可以帮助读者更好地了解健康的饮食之道，并学以致用，在日常的饮食中达到调理身心的效果。

在这里，你将发现，原来健康可以如此轻松地"吃"出来。只要在日常饮食中稍作调整，就能让食物成为你身体的"守护者"和"修复师"。我们希望通过这本书，帮助读者重新审视自己的饮食，用巧妙的饮食策略消除疾病的困扰，拥抱充满活力的健康生活。让饮食不再仅仅是满足味蕾的享受，更是我们维护健康、战胜疾病的有力武器。愿每一位翻开这本书的读者，都能从中收获健康的秘诀，开启健康生活的新篇章。

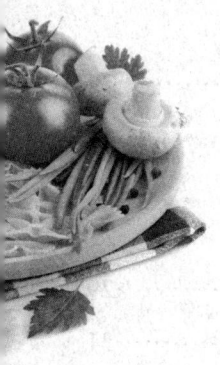
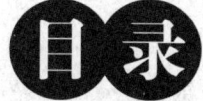

第一章 用知识指导健康生活

第1节　被误读的营养学 …………………………………………… 1
　　营养学与"药食同源" ……………………………………………… 1
　　营养学的基础 ………………………………………………………… 3
　　健康危机始于营养断层 ……………………………………………… 9
　　吃要吃得健康 ………………………………………………………… 11

第2节　亚健康，疾病的早期阶段 ………………………………… 14
　　被严重误解的"亚健康" …………………………………………… 14
　　亚健康的本质是消耗储备的过程 …………………………………… 16
　　75%的人处于亚健康状态 …………………………………………… 18
　　预防是更好的治疗 …………………………………………………… 18

第3节　身体的修复能力和自愈能力 ……………………………… 20
　　人体的基础知识 ……………………………………………………… 20
　　被严重低估的人体修复功能 ………………………………………… 23

你多长时间"检修"一次 ········· 25
身体的修复需要原料 ········· 27

第4节　找到疾病的真正根源 ········· 29
小心，疾病是吃出来的 ········· 29
慢性病都是生活方式病 ········· 31
"隐性饥饿"成为健康新隐患 ········· 34
"富贵病"不是营养惹的祸 ········· 37
优化的营养是未来的药物 ········· 40

第二章　做自己的营养医生

第1节　给脏腑的最佳营养 ········· 45
《黄帝内经》中神秘的"五" ········· 45
心：指挥中心 ········· 53
肝：交通指挥灯 ········· 58
脾胃：发电厂 ········· 61
肺：码头 ········· 63
肾：水井 ········· 67
皮肤健康——吃出你的美丽 ········· 71
远离伤"心"损"脑"食品 ········· 75

第2节　好的饮食习惯才能吃出健康来 ········· 77
暴饮暴食害处多 ········· 77
细嚼慢咽身体壮 ········· 78

好的早餐是健康的第一步…………………………………… 80
午餐吃饱更要吃好…………………………………………… 81
注意工作餐的"五不主义"…………………………………… 82
精心配备自己的晚餐………………………………………… 83
为了身体健康，还是少吃零食为妙………………………… 85
饭菜剩吃有讲究……………………………………………… 87
新鲜不代表健康，生吃活食易伤身………………………… 88
管住自己的嘴………………………………………………… 90
合理膳食的"三二三一"原则………………………………… 92
食物本无好坏之分，关键就看你怎么吃…………………… 94
重口味不可取………………………………………………… 96
过量吃冷饮危害大…………………………………………… 97
调整猪肉与鱼类摄入比例…………………………………… 98
多吃奶制品…………………………………………………… 99
腌制食物不可过多食用……………………………………… 100
吃糖过多危害大……………………………………………… 101

第三章 找到适合自己的营养方案

第1节 你的个人营养方案 ………………………………… 103
"从头查到脚"，自查营养缺乏……………………………… 103
帮你挑选膳食营养补充剂…………………………………… 105

第2节 不同人群的营养方案 ……………………………… 111
魅力男人的营养之道………………………………………… 111

美丽女人的营养宝库 ································· 117

健康老人的营养良方 ································· 128

婴幼儿的营养指南 ··································· 136

孕产妇的营养宝典 ··································· 141

第四章 食物巧吃有讲究

第1节 药食同源 ····································· 155

以植物为基础的健康饮食 ····························· 155

食疗的五大医学意义 ································· 157

食疗的三大禁忌 ····································· 158

第2节 食补胜于药补 ································· 160

西红柿 ··· 160

芦笋 ··· 162

大白菜 ··· 163

菠菜 ··· 165

生菜 ··· 166

小白菜 ··· 168

黄瓜 ··· 169

芹菜 ··· 171

韭菜 ··· 172

油菜 ··· 173

丝瓜 ··· 175

香椿 ··· 176

茼蒿 …………………………………… 177

苦瓜 …………………………………… 178

莲藕 …………………………………… 180

白萝卜 ………………………………… 181

黑芝麻 ………………………………… 183

黑米 …………………………………… 184

红小豆 ………………………………… 186

绿豆 …………………………………… 187

黄豆 …………………………………… 189

玉米 …………………………………… 190

花生 …………………………………… 191

燕麦 …………………………………… 193

葡萄 …………………………………… 194

樱桃 …………………………………… 196

草莓 …………………………………… 197

红枣 …………………………………… 199

西瓜 …………………………………… 200

山楂 …………………………………… 202

杨梅 …………………………………… 203

李子 …………………………………… 204

石榴 …………………………………… 206

猕猴桃 ………………………………… 207

木瓜 …………………………………… 208

橙子 …………………………………… 210

香蕉 …………………………………… 211

柠檬 …………………………………… 212

菠萝 214

芒果 215

柚子 217

哈密瓜 218

乌骨鸡 219

鸡蛋 221

牛肉 222

羊肉 224

猪肉 225

猪肝 227

猪血 228

甲鱼 229

海参 231

泥鳅 232

海带 234

紫菜 235

黑木耳 237

金针菇 238

银耳 239

豆豉 241

红辣椒 242

大葱 244

香菜 245

第一章　用知识指导健康生活

第1节　被误读的营养学

◎ 营养学与"药食同源"

我们研究养生，追求长寿，希望身体健康，百病不侵，所以我们信奉营养学，给自己的生活起居做好了规定。比如，早餐是否吃鸡蛋？吃煎蛋还是煮蛋？吃几个鸡蛋？中午是不是要喝茶？喝什么样的茶？是浓还是淡？诸如此类的情况，在很多人的养生追求中，不胜枚举。我们都期望以此规定，使自己免受疾病的纠缠。可当疾病来临，我们又惶恐不安地转向医学科技寻求帮助，期望高科技能赶走病魔，重拾健康。但事实却非常残酷，无论如今的科技如何发达，死在医院里的人却与日俱增。那些整日与疾病和科技打交道的医生本身，也逃不过疾病的打击。心血管疾病的专家死于心肌梗死，肝病专家倒在脂肪肝下，精神科的医生整夜失眠，依靠安眠药才能入睡。

为什么会有这么讽刺的情况出现？

答案是，我们的营养学完全偏离了原本的正确思路，走进了迷信高科技的歧途。我们以为，人类凭借高科技可以上天入地，无所不能，登月探海，无往不利。然而，从历史的角度看，科技进步至今为止才不过几百年时间。而营养和养生，却在人类出现的时候就开始积累经验了。

如果我们还停留在哪种食物要多吃，哪种食物要少吃，哪种能吃，哪种不能吃，哪些有营养，哪些没营养的阶段，营养学还是裹足不前。

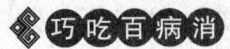

因为归根结底,我们忽略了老祖宗留下来的智慧——"药食同源"。

深入理解这个理论,我们需要知道它的来源。《淮南子·修务训》称:"神农尝百草之滋味,水泉之甘苦,令民知所避就。当此之时,一日而遇七十毒。"可见,神农时代药与食不分,无毒者可就,有毒者当避。

随着经验的积累,药食才开始分化。在使用火后,人们开始吃熟食,烹调加工技术才逐渐发展起来。在食与药开始分化的同时,食疗与药疗也逐渐被区分开来。

中医学自古就有"药食同源"理论。这一理论认为:许多物品既是食物也是药物,食物和药物一样能够防治疾病。在原始社会中,人们在寻找食物的过程中发现了各种食物和药物的性味和功效,认识到许多食物可以药用,许多药物也可以食用,两者很难严格区分。这就是"药食同源"理论的基础,也是食物疗法的基础。

常见食材的药用功效

绿豆	消肿通气,清热解毒,安神补气
红枣	补气养血,健脾益胃
葱	祛风发汗,解毒消肿
姜	开胃止呕,发汗解表
蒜	温中健胃,消食理气
小米	清热解渴,健胃除湿,和胃安眠
南瓜	补中益气,益心敛肺,美容养颜

中医药学还有一种中药的概念是:动植物、矿物质等也属于中药的范畴,中药是一个非常大的药物概念。凡是中药,都可以食用,只不过食法与用量上有差异——养生与治病。因此,严格地说,在中医药中,药物和食物是不分的,是相对而言的:药物也是食物,食物也是药物;食物的副作用小,而药物的副作用大。这是"药食同源"的另一种含义。

中药的治疗药效强，即人们常说的"药劲大"，用药正确时，效果显著，而用药不当时，易出现明显的副作用；而食物的治疗效果不及中药那样显著和迅速，配食不当，也不至于立刻产生不良的反应。然而，不可忽视的是，药物虽然作用强，但一般不会经常吃，食物虽然作用弱，但天天都离不了。我们的日常饮食，除供应必需的营养物质外，还会因食物的性味功效或多或少地对身体功能产生有利或不利的影响，日积月累，从量变到质变，这种影响作用就变得非常明显。从这个意义上讲，食物的作用并不亚于药物的。因此，科学饮食也会起到药物所不能达到的效果。

很多疾病，不是一朝一夕突然出现的，而是日积月累形成的。"病从口入"，我们身体的疾病，很多都是吃出来的。反过来，身体的健康，也是可以通过合理地吃来维持；许多疾病，也可以用吃来防治。

◎ 营养学的基础

营养学的基础，就是我们通常所说的七大营养素和植物营养素。营养素是指食物中可给人体提供能量、机体构成成分和组织修复以及生理调节功能的化学成分。凡是能维持人体健康以及提供生长、发育和劳动所需要的各种物质均称为营养素。

◆ 水

水是生命的源泉，人对水的需要仅次于氧气，水是维持生命必需的物质。机体的物质代谢、生理活动均离不开水的参与。人体细胞的主要成分是水，正常成人身体中水分大约占70%，婴儿体重的80%左右是水，老年人身体里55%是水。每天每千克体重需水量约为150毫升。

水的重要性不言而喻，人如果不摄入某一种维生素或矿物质，也许还能继续活几周或带病活上若干年，但人如果没有水的补给，却只能活几天。水有利于体内化学反应的进行，在生物体内还起到运输物质的作用。水对于维持生物体温度的稳定起了很大作用。

我们摄入水的方式有很多，除了通过饮用流质的食物和饮品外，还通过饮食获得水分，比如吃水果、蔬菜。日常生活中，我们不能等到口渴才饮。因为感觉到口渴的时候，身体的细胞已经非常缺水了。正确的做法是即时饮用。当然，水也不能多喝，以防水中毒。

目前，只有弱碱性的离子态水完全符合这个标准。

健康水的标准

1. 不含有害人体健康的物理性、化学性和生物性污染
2. 含有适量的有益于人体健康，并呈离子状态的矿物质（钾、镁、钙等含量在100毫克/升）
3. 分子团小，溶解力和渗透力强
4. 含有溶解氧（6毫克/升左右），含有碳酸根离子
5. 呈负电位，可以迅速、有效地清除体内的酸性代谢产物和多余的自由基及各种有害物质
6. 硬度适度，介于50~200毫克/升（以碳酸钙计）

◆ **蛋白质**

蛋白质是维持生命不可缺少的物质。人体组织、器官由细胞构成，细胞结构的主要成分为蛋白质。机体的生长、组织的修复、各种酶和激素对体内生化反应的调节、抵御疾病的抗体的形成、维持渗透压、传递遗传信息，无一不是蛋白质在起作用。婴幼儿生长迅速，蛋白质需要量高于成人，平均每天每千克体重需要2克以上。肉、蛋、奶、豆类含丰富的优质蛋白质，是每日必须提供的。

蛋白质的摄入既不能多，也不能少。过多会引发身体炎症，过少则让人营养不良、抵抗力下降和发育滞后。在一天中，我们可以均匀地摄入蛋白质。比如，每餐吃少量含蛋白质的食物，感到饥饿的时候再吃一些。吃饭的时候必须细嚼慢咽，让食物得到充分咀嚼，以便能完全消化。

◆ 脂肪

脂肪是储存和供给能量的主要营养素。每克脂肪所提供的热量为同等重量碳水化合物或蛋白质的2倍。机体细胞膜、神经组织、激素的构成均离不开它。脂肪还有保暖隔热，保护内脏、关节、各种组织，促进脂溶性维生素吸收的作用。婴儿每天每千克体重需要4克脂肪，从动物和植物获取而来的脂肪均为人体之必需，应搭配摄入。

不过现实情况却是，我们对脂肪有些谈虎色变。因为现代人普遍都摄入了太多的热量，而运动量又少，脂肪堆积下来，造成肥胖，带来了一系列的问题。对此，我们归咎于脂肪，总是在控制饮食中的脂肪含量。肥肉不敢吃，油脂也尽量不用。客观地说，其实脂肪是无罪的。

过多的脂肪确实可以让我们行动不便，而且血液中过高的脂肪，很可能是诱发高血压和心脏病的主要因素。不过，脂肪实际上对生命极其重要，它的功能很难一一列举。要知道，正是脂肪这样的物质在"远古海洋"中划分出界限，使细胞有了存在的基础。依赖于脂类物质构成的细胞膜，将细胞与它周围的环境分隔开。使生命得以从原始的"浓汤"中脱颖而出，获得了向更加复杂的形式演化的机会。

因此，毫不夸张地说，没有脂肪这样的物质存在，就没有生命可言。

◆ 碳水化合物

碳水化合物是为生命活动提供能源的主要营养素，广泛存在于米、面、薯类、豆类、各种杂粮中。碳水化合物每日提供的热量应占身体需要总热量的60%~65%。

碳水化合物在体内经生化反应最终均分解为糖，因此亦称之为糖类。除供能外，它还促进其他营养素的代谢，与蛋白质、脂肪结合成糖蛋白、糖脂，组成抗体、酶、激素、细胞膜、神经组织、核糖核酸等具有重要功能的物质。

碳水化合物只有被消化分解成葡萄糖、果糖和半乳糖才能被吸收，而果糖和半乳糖又经肝脏转换变成葡萄糖。血液中的葡萄糖简称为血糖，少部分血糖直接被组织细胞利用与氧气反应生成二氧化碳和水，放出热量供身体需要，大部分血糖则存在于人体细胞中，如果细胞中储存的葡萄糖已饱和，多余的葡萄糖就会以高能的脂肪形式储存起来，多吃碳水化合物会发胖就是这个道理！

◆ 维生素

维生素，根据字面意思理解，就是维持生命的必需品。而事实也的确如此，人体长期缺乏维生素，就会引发疾病。人体犹如一座极为复杂的化工厂，不断地进行着各种生化反应。其反应与酶的催化作用有密切关系。酶要产生活性，必须有辅酶参加。现经过研究，已知许多维生素是酶的辅酶或者是辅酶的组成分子。因此，维生素是维持和调节机体正常代谢的重要物质。可以认为，最好的维生素是以"生物活性物质"的形式存在于人体组织中的。

维生素的种类很多，广泛存在于食物中。大致说来，维生素可分为两种，一种是脂溶性，另一种是水溶性。脂溶性维生素溶解于油脂，经胆汁乳化，在小肠吸收，由淋巴循环系统输送到体内各器官。体内可储存大量脂溶性维生素。维生素A和维生素D主要储存于肝脏，维生素E主要储存于体内脂肪组织，维生素K储存较少。水溶性维生素易溶于水，而不易溶于非极性有机溶剂，吸收后体内储存很少，过量的多从尿中排出；脂溶性维生素易溶于非极性有机溶剂，而不易溶于水，可随脂肪为人体吸收并在体内蓄积，排泄率不高。

主要维生素的作用

名称	作用	缺乏的症状
维生素A	保护视力，保证发育，抗衰老	眼干燥症、夜盲症
维生素B_1	维持人体的正常新陈代谢，以及神经系统的正常生理功能	脚气病

续表

名称	作用	缺乏的症状
维生素 B_3	维系神经系统健康和脑功能正常运作	糙皮症
维生素 B_6	抑制呕吐，促进发育	呕吐、抽筋
维生素 B_{12}	生成红细胞，保证神经系统健康	恶性贫血症
维生素 C	增强免疫力	坏血病
维生素 D	骨骼的必需品	佝偻病

◆ **矿物质**

矿物质是人体主要组成物质，碳、氢、氧、氮约占人体总重量的96%，钙、磷、钾、钠、氯、镁、硫占3.95%，其他则为微量元素，共41种，常被人们提到的有铁、锌、铜、硒、碘等。每种元素均有其重要的、独特的、不可替代的作用，各元素间又有密切相关的联系，在儿童营养学研究中这部分占很大比例。矿物质虽不供能，但有重要的生理功能：是构成骨骼和酶的主要成分，可维持神经、肌肉正常生理功能，维持渗透压，保持酸碱平衡。

矿物质缺乏与疾病相关，比如说缺钙易导致佝偻病；缺铁易导致贫血；缺锌易导致生长发育落后；缺碘易导致生长迟缓、智力落后等，均应引起足够的重视。

各种矿物质的作用

名称	作用	缺乏的症状
钾	维持酸碱平衡，参与能量代谢，维持神经肌肉的正常功能	全身无力、疲乏、心跳减弱、头昏眼花，呼吸肌麻痹，甚至死亡
钙	保持心脏健康、止血、神经健康、肌肉收缩以及皮肤、骨骼和牙齿健康	肌肉痉挛或颤抖、失眠或神经质、关节痛或关节炎、龋齿、高血压

续表

名称	作用	缺乏的症状
镁	增强骨骼和牙齿强度,有助于肌肉放松,从而促进肌肉的健康	肌肉颤抖或痉挛、四肢无力、失眠或神经质、高血压、心律不齐、便秘、惊厥或抽搐、多动症、抑郁、精神错乱、缺乏食欲、软组织内钙质沉淀(如肾结石)
钠	保持体内水分平衡,防止脱水;有助于神经活动和肌肉收缩,包括心肌活动;也利于能量产生,同时可将营养物质运送到细胞内	眩晕、中暑衰竭、低血压、脉搏加快、对事物缺乏兴趣、缺乏食欲、肌肉痉挛、恶心、呕吐、消瘦和头痛
铁	血红蛋白的组成成分;参与氧气和二氧化碳的运输和交换;是酶的构成物质,对能量产生也是必需的	贫血、面色苍白、舌痛、疲劳、无精打采、缺乏食欲、恶心及对寒冷敏感
锌	生长发育的必需物质,对于伤口愈合也很重要。促进神经系统和大脑的健康,尤其是对处于发育期的胎儿。对于骨骼和牙齿的形成、头发的生长以及能量的恒定都是有帮助的	味觉和嗅觉不灵敏、至少有两个手指甲出现白斑点、易感染、皮肤伸张纹、痤疮或皮肤分泌油脂多、生育能力低、肤色苍白、抑郁倾向、缺乏食欲
磷	骨骼和牙齿的构成物质,是乳汁分泌、肌肉组织构成的必需物质,有助于保持机体酸碱平衡、协助新陈代谢以及能量产生	肌肉无力、缺乏食欲、骨骼疼痛、佝偻病以及软骨病

◆ **膳食纤维**

膳食纤维的定义有两种,一种是从生理学角度将膳食纤维定义为哺乳动物消化系统内未被消化的植物细胞的残存物,包括纤维素、半纤维素、果胶、抗性淀粉和木质素等。另外一种是从化学角度将膳食纤维定义为植物的非淀粉多糖加木质素。

第一章　用知识指导健康生活

膳食纤维可分为可溶性膳食纤维和非可溶性膳食纤维。前者包括部分半纤维素、果胶和树胶等，后者包括纤维素、木质素等。其中苹果胶原作为一种天然大分子水溶性膳食纤维，具有强力吸附、排出人体"辐射物"的作用，是人体必需的营养平衡素。它具有独特的分子结构，不能被人体直接消化，可以自然吸附"毒素""负营养""重金属""自由基"等人体内难以自我代谢的有害物质或将其排出体外，从而达到营养平衡。

经常食用苹果胶原可以预防和抑制心血管疾病、肠胃疾病、呼吸道疾病、代谢性疾病和肿瘤等多种疾病。

◆ **植物营养素**

植物营养素是指存在于天然植物中对人体有益处的非基础营养素，每种植物所含的植物营养素都不相同。研究发现，在植物中有大约25000种植物化学成分。这些特定的化学成分，都是植物用来自我保护的工具。它能帮助植物抵御疾病、害虫、细菌、病毒和紫外线、严寒等。而人在吃了这些植物中的化学成分后，也可以获得类似的保护。举例来说，存在于西红柿、西瓜中的茄红素，可能是最有效的抗氧化剂之一，对于破坏力很强的自由基有很好的抵御效果。茄红素对于降低前列腺癌和胃病的患病风险，有很大的帮助。

◎ 健康危机始于营养断层

许多情况下，我们的身体出现问题，是因为营养断层了。说到这里，肯定有人不相信，每天的每顿饭、每次的饮食都非常讲究的我们，怎么还会出现营养断层呢？

原因就在于，还有一些未知的领域，我们都没有关注。

最为普遍的一种情况，就是垃圾食品。何为垃圾食品？就是那些能够让人产生满足感，但营养价值非常低的食物。细分下来，精制的糖和

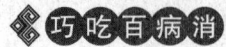

淀粉，还有许多化学添加剂以及变质油脂，都是垃圾食品。这些食物所含的营养，不能充分滋润人体的细胞。而且，它还会迫使我们的身体为了适应它而调整，长此以往，必然导致我们身体出现问题。很多时候，垃圾食品并不是我们从外面的汉堡店里买来的，而是我们自己在家制作的。所以，为了避免这种情况，请把厨房里的那些精白面粉、烘烤和油炸食物都丢进垃圾桶吧。

经过多次加工的食物，也是不健康的。因为多次加工之后，食物中原有的营养素所剩无几，吃到胃里，消化之后能产生的营养寥寥可数，但是对身体的危害却更大了。举例来说，速溶燕麦片能使血糖升高的速度超过糖块，号称的"全麦食品"所含的盐分，要比一大碗汤都多。许多所谓的美味面包，都含有各种添加剂，而且经过高温烘烤，营养素几乎被破坏殆尽。

化学添加剂是又一个影响很大的因素。因为现在的食品工业中，添加剂变成了食物的伴侣。不管我们如何回避，食品添加剂总是会出现在我们的餐桌上。研究证明，许多疾病与添加剂相关，比如过敏、癌症、糖尿病、肥胖症等。

常见的食品添加剂

类型	类型
防腐剂	苯甲酸钠、山梨酸钾、二氧化硫、乳酸等
抗氧化剂	维生素 C、异维生素 C 等
着色剂	胭脂红、苋菜红、柠檬黄、靛蓝等
膨松剂	碳酸氢钠、碳酸氢铵、复合膨松剂等
甜味剂	糖精钠、甜蜜素等
酸味剂	柠檬酸、酒石酸、苹果酸、乳酸等
增白剂	过氧化苯甲酰（面粉增白剂，已禁用）

农药残留也是危害身体健康的一大杀手。现在的农产品，为了有个

更好的卖相或产量,或多或少都会带有残留农药。回顾一下在超市里买水果的经历,是不是有很多橙子和苹果,上面都有一层光亮的蜡?在农场里摘了水果,一定要洗干净才敢吃。所以,农药残留也是导致我们营养断层的一个原因。

再有一个,就是食物的产地和品种。各种植物的营养成分,都受到生长条件、收获、运输和储存的影响。更确切地说,就是不同的产地和品种,会影响到营养成分的高低。现在的农业生产环境下,土壤的肥力已经大不如前了。所以,能够产出的食物质量,也在退化。而且,由于转基因食物大行其道,我们想要吃到真正原汁原味的食物也更加困难。因此,食物的营养不足也就导致了我们的营养断层。

最后一点,就是营养补充剂的困惑。我们知道自己的营养断层,所以想方设法地食用营养补充剂。可是,市面上琳琅满目的营养补充剂让人困惑。并且,关于是否应该服用营养补充剂的争论,也充斥着整个社会。因为我们自己并不知道吃下去的药片到底是什么,即便知道,也不能确定生产厂家是否严格遵守了标准。换个角度来说,吃下去的药片,还要跟食物混合,能否发挥作用也不得而知。

导致营养断层的原因太多了,而要改善这个状况所面临的困境也非常大。所以,对于健康,我们不仅要用眼,更要用心去呵护。

◎ 吃要吃得健康

吃的学问,实在是非常广博。

若要吃得健康,我们就需要从很多方面注意自身。

首先是必须吃对,而不是吃贵。每个人的健康与寿命60%取决于自己,无论从什么角度上来说,其实人完全可以是自身健康的规划者。养生是什么?养生就是一

膳食金字塔

种生活方式。养生是自己的一种生命理念，一种生命态度。它不是商业运作，不用精明计算。养生，养的不仅是身体，其至高境界是养心，是很内在的东西。

现代人生活压力大，谁都不想生病，生病了花钱是小事，耽误时间也损伤身体，那是令人最痛苦的。其实，很多疾病我们的祖先已经帮助我们寻找到了解决的良方，而那些可怕的现代病，也一样能够防治。方法在哪里？从吃开始。

吃已经不再是个低端的问题——果腹，吃得好是基础；吃得对是智慧。因为，我们从吃这个方面来讲养生，是非常根本的，是抓住本质的。甚至可以说，只要我们吃得对，我们就可以不生病。

（1）吃得均衡，不能挑食偏食。人天生就是杂食动物，看看你的牙就可以看出来，一口牙，有管磨的，有管切的，还有管撕扯的，磨牙用来磨碎谷物，切牙用来切断蔬菜，犬齿用来撕扯肉类，所以《黄帝内经》中说人要以"五谷为养，五果为助，五畜为益，五菜为充"，这里的"五"实际上是泛指各种蔬菜谷物，意思是让我们在饮食的品种上要多样化，不能偏食，这也是中国传统饮食膳食平衡的一个基本原则。

所以，饮食有偏颇本身就是违反自然规律的。

从现代营养学角度讲，各种食物提供给人体的营养素也不同。谷物主要提供人体所需的能量，家畜肉类主要提供动物蛋白和脂肪，果类、菜类主要提供人体必需的维生素、微量元素和纤维素。这些食物，缺了哪种都不利于身体健康。

（2）注意节制，不乱吃。吃饭的时候，每种食物都有个先后顺序，不能乱了。人在肚子饿的时候，容易控制不住。此时吃了大量的高热量、高蛋白食物，就会导致肠道吸收过多，长此以往，必然肥胖。饮酒应该在饭后进行，而不是配合着各种菜肴喝到尽兴，最后才胡乱地吃点儿主食。各种甜点也应该在饭后食用，而不是作为主食。还有，很多地方菜都具有地域特性，不是所有人都适合的。因为"一方水土养一方人"，不同地域的饮食习惯也不尽相同。乱吃特色食物，轻则腹泻呕吐，重则会有水土不服。

（3）细嚼慢咽。现代人因为工作的原因，吃饭狼吞虎咽已经习以为常，可是经年累月，消化系统和心血管就会出问题。殊不知，细嚼慢咽能给身体带来太多好处。不光是消化系统和心血管方面的健康，还能帮助防癌和预防口腔疾病。相反，吃饭太快，也会导致很多疾病。

饮食能带来健康，当然也会带来疾病。病从口入，疾病很大程度上是与饮食相关的。

最轻微的表现，就是饮食不正确导致身体免疫力下降。脱发以及头发质地或颜色发生变化、干枯或多油、生长缓慢；头部钝痛、活动时疼痛、脸红有烧灼感，眩晕，视物模糊，头昏眼花；消化不良、打嗝、胃灼热，胀气、疼痛、便秘、腹泻等，都与饮食不当有关。

肥胖是又一种表现。许多肥胖症患者，都是因为管不住自己的嘴而导致的。他们饮食不规律，有的时候吃饭很少，有的时候又暴饮暴食，通常晚上还会吃很多夜宵；经常在外就餐，点的东西多了，不忍心浪费；偏爱各种"垃圾食物"，长期摄入过多热量；饮水不多，喜欢喝碳酸饮料。如此种种，让他们的身材逐渐走样，陷入了肥胖的痛苦中。

另外一个危害，就是饮食不健康会导致我们身体早衰。造成衰老的是过氧脂质，它进入人体后会对人体内重要的酶有所破坏。长期摄入富含过氧脂质的食品可直接导致人的衰老，据测过氧脂质也是致癌的物质。过氧脂质是一种不饱和脂肪酸的过氧化物，例如炸过鱼、虾、肉等的食用油，放置久后即会生成过氧脂质；长期晒在阳光下的鱼干、腌肉等；长期存放的饼干、糕点、油茶面、油脂等，特别是易产生哈喇味的油脂，油脂酸败后会产生过氧脂质。

错误的饮食还会导致心脏病和癌症。红肉、油炸食品、奶制品以及咸味零食组成的西式饮食容易诱发心脏病，全球大约30%的心脏病例会由这种饮食方式导致。多吃新鲜水果和蔬菜是最有益健康的一种饮食方式，能将心脏病发病概率降低30%～40%；以豆腐和黄豆为主的饮食方式对心脏病发病没有明显影响；而西式饮食最容易诱发心脏病，能将心

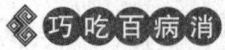

脏病发病概率提高35%。

科学研究发现，1/3的癌症是与饮食相关的，尤其是消化系统的癌症。结直肠癌的发生与长期的高脂肪饮食及食物纤维的摄入不足密切相关。摄入食物纤维不足，容易引起便秘，便秘时粪便通过肠道时间延长，可使致癌物与肠道接触机会增加，成为结直肠癌的危险因素之一。胃癌的产生，是因为食物被吃下后首先停留在胃，又在胃内消化，胃要经常受到物理、化学、生物学因素的刺激，而食物中存在的各种致癌物、促癌物也要接触胃。食物霉变、贮藏时间过久，喜欢吃腌制、高温煎炸的食品等都可导致胃癌发病率增高。主要是由于这些食物中含有致癌危险的亚硝酸盐，可在胃酸及细菌作用下转化为亚硝胺而诱发癌变。

总之，吃得不健康，你就不健康，因为饮食决定了我们的健康，疾病也与饮食相关。若想要长寿，必须在"吃"上下功夫。

第2节　亚健康，疾病的早期阶段

◎ 被严重误解的"亚健康"

先来说说，我们所理解的亚健康是什么。很多人在生活中，感觉头晕眼花、身体疲劳了，就说是亚健康；失眠烦躁、注意力不集中了，也认为是亚健康；浑身不对劲儿，情绪低落了，还说是亚健康。似乎无论是何种状态，我们都能以亚健康为借口，自我安慰一番，然后得过且过。

事实真的如此吗？我们真的理解了亚健康吗？而各种不理想的身体状态又能用亚健康来解释吗？先来看看亚健康的权威解释。

亚健康是一种临界状态，处于亚健康状态的人，虽然没有明确的疾病，但精神、活力和适应能力却有所下降，如果这种状态不能得到及时的纠正，非常容易引起疾病。亚健康即指非病非健康状态，这是一类次等健康状态，是介于健康与疾病之间的状态，故又有"次健康""第三状态""中间状态""游移状态""灰色状态"等称谓。世界卫生组织将机体无器质性病变，但有一些功能改变的状态称为"第三状态"。

用通俗的话来解释，我们的身体有两种状态，即健康和疾病。如果我们感觉自己的身体并不处于健康状态，那么就是疾病了。所谓的亚健康，从本质上来说，就是疾病状态。只不过，这种状态还比较轻微，没有让我们感觉到急切的危害罢了。

我们以血栓疾病为例，把血管的横切面拿来做比较。正常情况下，我们的血管是通畅的，没有堵塞。好比是宽广的高速公路，血液在里面正常流动。血栓的状态，则是血管被堵塞了，形成栓塞。但是血管

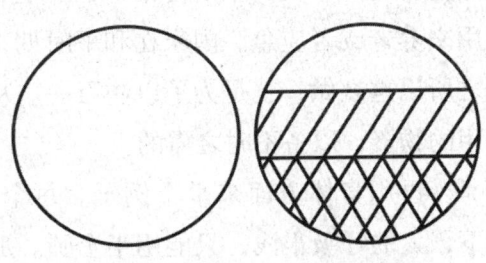

A.为正常血管 B.为堵塞血管

在完全堵塞之前，还是能传送血液的，只不过功能下降了。就像是公路上有一块儿破开的路面，车辆无法行驶，必须绕行通过。此种状态，就是亚健康。

亚健康不是没病，而是病得还轻，没到出现危害的地步。就像血栓一样，没有完全堵塞的时候，我们只会感觉到心慌、胸闷、气喘，自我调节一下，就可以感觉好一些。

既然如此，我们误解了亚健康，那所谓的"生病"状态又是什么呢？平时我们遇到的那种需要进医院的"生病"，已经是疾病的"晚期"了，或者叫作疾病的"临床阶段"。再举个例子，如今癌症已经很常见了。很多癌症，都有早期的表现，只是大部分人并不在意，认为身体只是出了点儿小毛病，能撑则撑。然而，一旦感觉到问题严重了，到医院检查，却发现是癌症晚期。再想治疗，也非常困难了。

平常我们理解的亚健康，并不是小事儿，一定要认真对待，否则肯定会出大问题。

◎ 亚健康的本质是消耗储备的过程

经过以上的了解，我们知道了亚健康是身体处于疾病的早期阶段。接下来，我们要对亚健康进行更深入的分析。总的来说，亚健康的本质就是消耗我们身体储备的过程。

那么，何为储备呢？用我们生活中的例子来解释，储备就是我们的储蓄。比如，我们生活富裕了，手里有了闲钱，存在银行里，等着以后用来养老或者应急。国家在和平时期，虽然不打仗，但也要生产军火，之所以这么做，就是为了以防万一。从这个角度来说，储备就是我们留用的物资，以备不时之需的。

再用身体方面来举个例子。每个人都有两个肺，但是在平静状态下，人的呼吸很浅，只能用半个肺。那么剩下的半个肺做什么用呢？很简单，在我们身体需要剧烈运动的时候使用。这也就是为什么我们跑步或者游泳的时候，呼吸很深，肺活量增大的原因。那么剩下的一个肺干什么用呢？还是储备。

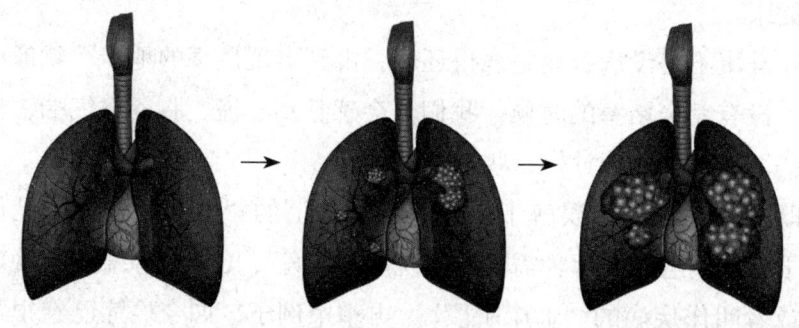

肺癌发生示意图

假设突然有一天，肺部出现了肿瘤。开始只是很小一点儿，感觉不到。这时，我们不会认为自己身体出了问题，当然也不会去看医生。可是它不停地长大，直到有一天，我们稍微剧烈运动一下，就感觉到心慌气短。这就是肿瘤把我们的储备消耗完了，让我们无法再应对突发状况，而此时肺癌也已经进入了晚期。如此比喻虽然有些耸人听闻，但的确非常形象。亚健康也就是这么回事儿，身体的健康储备不停地消耗，

第一章 用知识指导健康生活

直到有一天我们突然倒下。

换个例子，假设我们新买了一部手机，非常喜欢，整天拿在手里，摆来摆去。遇到别人还不忘说"看我这新手机怎么样？"过了几天，这手机还是新的，过了几个月，看上去也还好。过了一年，自己再拿出这部手机，就不敢在别人面前炫耀了。突然发现自己的手机特别烂，特别难看，跟新出的手机没法比了。这个变化的过程，就和亚健康类似。一开始，手机是新的时候，我们的身体也是最好的。当手机被用得多了，变得旧了，不讨人喜欢了，也就是身体出毛病的时候。中间的过程，就是我们不停地消耗了手机的储备。如果，我们买来了手机之后，一直放着没用，那么不管过多久，再拿出来看，它还是新的。

理解了这一点后，我们就必须时刻关注自己的健康了。就像对待手机一样，买来之后，不光要给它贴膜，还要注意少摩擦碰撞。当然，手机可以再买，但是健康却不那么容易恢复。

这里，尤其要注意转变观念。试想一下，我们在生活中，是不是总认为在医院里被检查出得病了，才认为自己是生病了呢？医生拿着病历报告，告诉我们，"你得了高血压"，我们才恍然大悟地知道自己得了高血压。医生对我们讲："你得了咽炎"，然后我们回来还不忘告诉别人："我得了咽炎，以后要少抽烟。"我们总是倾向于把疾病在医院里确认，认为只有医生给我们确诊了，自己才算是得病。可我们自己有没有想过，在确诊之前，我们的身体就绝对健康吗？那时候我们自己可能感觉到了亚健康，但就是没当回事儿。这么想的潜意识，就是认为，某一天得病是突然出现的，我们只能怪自己不幸运。可事实真的如此吗？任何事，有因才有果。要是没有整日整夜的胡吃海喝，能有那身富贵病吗？要是不整天饭后抽根烟，能有后来的肺癌吗？最可笑的是，当身体出现了亚健康，提醒自己有问题的时候，我们还浑然不觉。

亚健康，不是那么简单的事，我们真的需要清醒了。

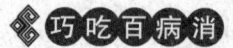

◎ 75%的人处于亚健康状态

世界卫生组织，这个世界上最权威的卫生机构，下过一个结论，在人群之中，健康人占5%，有病的人占20%，剩下的75%的人是亚健康。但是，根据之前已经讨论过的，我们知道，这个世界上只有5%的人是健康的，其余的人都处于疾病中。尽管这听起来非常可怕，但若是严格说的话，完全健康的人，甚至都不到5%。

为什么会这么说呢？因为，完全健康的人可以用凤毛麟角来形容。原因何在呢？我们的生活环境已经不是20年前的绿水青山了。各种污染都在加重，包括空气污染、水污染、土壤污染等。这些污染导致了我们生活环境恶化，我们生存其中，也难保绝对健康。另外，完全健康的标准，不仅是身体的健康，还有心理的健康。可现在的人，被各种各样的压力包围着，整天失眠头痛，这又怎么能健康呢？

再说了，世界卫生组织的判断标准，也无非是用仪器来检测一番。可仪器又真的可靠吗？它的分辨率足够高吗？能查出所有的疾病吗？答案当然是否定的，我们的身体就是最为精密的仪器，不然以当前的高科技，也不会一直不能研究出来完美的机器人。很多肝硬化的病人甚至到死肝功能都在起作用。健康是相对的，绝对的健康是不可能的。大家或多或少都会有一些问题，区别在于这些问题是大是小。比如，医院里的病人，有的是重病，有的只是风寒感冒。身边的亲戚朋友，有的患皮炎湿疹，有的患上痔疮。我们以为他们健康，是因为这些小毛病没人愿意提及。一些人比较健康，一些人病得较严重。

◎ 预防是更好的治疗

明白了健康和亚健康的本质后，我们也应该知道想要保持健康，预防是最好的方法。

大家一定不能再陷入之前的误区，平时对身体不在意，到了病重的时候才想起来。处于亚健康时期，就应该及时到医院去检查，平时再注意预防。我们的身体，也是一台精密仪器，需要不断地检查和维修，才能使用得长久。

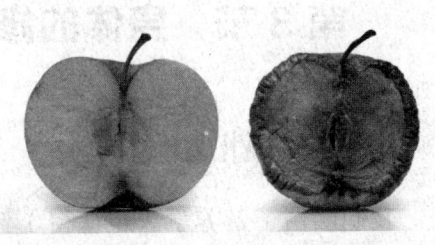

千万不要等到破旧不堪的时候，才想起来后悔。

可现实生活中，相当一部分人确实在做这种亏本的买卖。就好像有人买了一袋苹果，放在家里不舍得吃。时间久了，苹果便开始腐烂。到这个时候，他开始心疼了。于是，就赶紧把烂了的苹果吃掉，可是好的苹果仍旧放着。如此一来，他吃到的永远是烂苹果。这么一说，大家肯定会笑这个人傻。为什么不在苹果还是好的时候吃呢？又为什么一定要吃烂苹果，而不吃好的呢？是的，这么想是对的，可是对于我们的身体，你也是这么想的吗？和苹果一样，我们的身体也会变坏，那为什么不在它变坏之前，尽量延长健康的时间呢？干吗非要等到苹果烂了，心疼地挖掉呢？

我们的身体跟苹果还不一样。因为苹果烂了可以挖掉，可以买新的，但我们的身体却不能。想象一下，我们的胃要是不能用了，可以直接切掉吗？我们的肝不能正常工作了，摘掉了就能健康吗？骨髓无法造血了，能换新的吗？没这么简单，要是所有的器官都可以换新的话，那么这个世界就不会有不治之症了，人也不会衰老，生病也不用愁了。我们的身体就如同一个苹果，只能在它腐烂之前，不断地检查、评估，用各种方法延长"保质期"——这就是疾病的预防。

如何预防，当然是一个非常复杂的问题。在此处，显然还无法展开论述。不过读者朋友看完了本书，肯定会有一个全新的认识。

第3节 身体的修复能力和自愈能力

◎ 人体的基础知识

我们明白了营养学,也懂得了亚健康的本质,但想要真正地远离疾病,过上好生活,还需要理解一点,那就是我们的身体本质。因为只有搞懂了身体,我们才可以找到避开疾病、治疗疾病,甚至是长寿的方法。

先来说说我们的人体结构。

人体结构最基本的单位是细胞,不同细胞组合在一起,构成各种组织和器官。

细胞可分为3部分:细胞膜、细胞质和细胞核。细胞膜主要由蛋白质、脂类和糖类构成,有保护细胞、维持细胞内部的稳定性、控制细胞内外的物质交换的作用。细胞质是细胞新陈代谢的中心,主要由水、蛋白质、核糖核酸、酶、电解质等组成。细胞质中还悬浮有各种细胞器。主要的细胞器有线粒体、内质网、溶酶体、中心体等。细胞核由核膜围成,其内有核仁和染色质。染色质含有核酸和蛋白质。核酸是控制生物遗传的物质。

神经组织由神经元和神经胶质细胞构成,具有高度的感应性和传导性。神经元由细胞体、树突和轴突构成。树突较短,像树枝一样分支,其功能是将冲动传向细胞体;轴突较长,其末端为神经末梢,其功能是将冲动由胞体向外传出。

肌组织由肌细胞构成,肌细胞有收缩的功能。肌组织按形态和功能可分为骨骼肌、平滑肌和心肌3类。

结缔组织由细胞、细胞间质和纤维构成。其特点是细胞分布松散,细胞间质较多。结缔组织主要包括:疏松结缔组织,致密结缔组织,脂肪组织、软骨、骨、血液和淋巴等。它们分别具有支持、联结、营养、防卫、修复等功能。

第一章 用知识指导健康生活

人体细胞集合成组织，组织再结合起来，完成某一特定功能，构成器官，器官联合在一起，完成一系列的生理活动，就是系统。人体由九大系统组成，即运动系统、消化系统、呼吸系统、泌尿系统、生殖系统、内分泌系统、免疫系统、神经系统和循环系统。

◆ 运动系统

运动系统由骨、关节和骨骼肌组成，约占成人体重的60%。全身所有骨关节相连形成骨骼，起支持体重、保护内脏和维持人体基本形态的作用。骨骼肌附着于骨，在神经系统支配下收缩和舒张，收缩时，以关节为支点牵引骨改变位置，产生运动。骨和关节是运动系统的被动部分，骨骼肌是运动系统的主动部分。

◆ 消化系统

消化系统包括消化道和消化腺两大部分。消化道是指从口腔到肛门的管道，可分为口、咽、食道、胃、小肠、大肠和肛门。通常把从口腔到十二指肠的这部分管道称为上消化道。消化腺按体积大小和位置不同可分为大消化腺和小消化腺。大消化腺位于消化管外，如肝和胰。小消化腺位于消化管内黏膜层和黏膜下层，如胃腺和肠腺。

◆ 呼吸系统

呼吸系统由呼吸道、肺血管、肺和呼吸肌组成。通常称鼻、咽、喉为上呼吸道。器官和各级支气管为下呼吸道。肺由实质组织和间质组成。前者包括支气管树和肺泡，后者包括结缔组织、血管、淋巴管和神经等。呼吸系统的主要功能是进行气体交换。

◆ 泌尿系统

泌尿系统由肾、输尿管、膀胱和尿道组成。其主要功能是排出机体新陈代谢产生的废物和多余的液体，保持机体内环境的平衡和稳定。肾产生尿液，输尿管将尿液输送至膀胱，膀胱为储存尿液的器官，尿液经尿道排出体外。泌尿系统常见的疾病有：肾病（急性肾炎、急性肾衰、

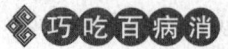

慢性肾衰)、泌尿系统结石(输尿管结石、肾结石、膀胱结石)等。

◆ 生殖系统

生殖系统的功能是繁殖后代和形成并保持第二性特征。男性生殖系统和女性生殖系统包括内生殖器和外生殖器两部分。内生殖器由生殖腺、生殖管道和附属腺组成,外生殖器以两性性交的器官为主。

◆ 内分泌系统

内分泌系统是神经系统以外的一个重要的调节系统,包括弥散内分泌系统和固有内分泌系统。其功能是传递信息,参与调节机体新陈代谢、生长发育和生殖活动,维持机体内环境的稳定。

◆ 免疫系统

人体内有一个免疫系统,它是人体抵御病原菌侵犯最重要的保卫系统。这个系统由免疫器官(骨髓、胸腺、脾脏、淋巴结、扁桃体、小肠集合淋巴结、阑尾、胸腺等)、免疫细胞(淋巴细胞、单核吞噬细胞、中性粒细胞、嗜碱粒细胞、嗜酸粒细胞、肥大细胞)、血小板,以及免疫分子(抗体、免疫球蛋白、干扰素、白细胞介素、肿瘤坏死因子等细胞因子)组成。免疫系统分为固有免疫和适应免疫,其中适应免疫又分为体液免疫和细胞免疫。

◆ 神经系统

神经系统由脑、脊髓以及附于脑脊髓周围的神经组织组成。神经系统是人体结构和功能最复杂的系统,由神经细胞组成,在体内起主导作用。

神经系统分为中枢神经系统和周围神经系统。中枢神经系统包括脑和脊髓,周围神经系统包括脑神经、脊神经和内脏神经。神经系统控制和调节其他系统的活动,维持机体以外环境的统一。

第一章 用知识指导健康生活

◆ **循环系统**

循环系统是生物体的细胞外液（包括血浆、淋巴和组织液）及其借以循环流动的管道组成的系统。从动物形成心脏以后，循环系统分心脏和血管两大部分，叫作心血管系统。循环系统是生物体内的运输系统，它将消化道吸收的营养物质和由鳃或肺吸进的氧输送到各组织器官并将各组织器官的代谢产物通过同样的途径输入血液，经肺、肾排出。它还输送热量到身体各部以保持体温，输送激素到靶器官以调节其功能。

人体的组成，可以用盖楼来比喻。我们的细胞就像是砖块儿，很多砖块儿排列组合在一起，就组成了一面面墙，就像是身体组织。几面墙在一起，就能围成一间房屋，这是我们的身体器官。而一排房屋靠在一起，就成了一层楼，这是我们的系统。再把各层楼用电梯或者楼梯连接起来，就是一座完整的大楼，这就是我们的身体了。

我们身体的各个系统相互配合，相互支持，让我们能够从事各种劳动和运动。面对不同的环境，不同的季节，甚至是不同的空气湿度等细微变化，身体都会适当地调整。总体来说，我们的身体是一部非常精密和复杂的仪器，远超过当今的任何科技产品。因为不管今天的科技如何发达，它在生命奥秘面前，依旧显得捉襟见肘。不然的话，我们早就拿到了长生不死的钥匙，也不用再担心疾病的困扰了。

◎ 被严重低估的人体修复功能

理解了我们身体的工作机制，相信读者朋友对于身体的自我修复能力也有了一定的认识。这里就要对此着重介绍一番。

一个复杂而又精密的仪器，若是没有自我修复的能力，那也只能算是仪器。但人体不同，它能不断地修复损伤，让身体各部分持续运行。试想一下，如果我们没有了修复功能，那小小的一个外伤，就有可能是致命的。我们可能因为伤口无法愈合而流血不止，也可能因为外伤感染而得病。之所以没有出现这种情况，都要归功于身体的自我修复。举个例子，白血病是如何导致人死亡的呢？白血病是因为骨髓的造血功能出现异常，血液中的红细胞只能不停被消耗，无法得到补充，久而久之，人的身体就会因为缺血而走向崩溃。仅此一例，就足以说明自我修复能力的重要性。

再往深处说，身体的自我修复是随时随地都在进行的。

之所以会这样，是因为我们的身体损伤是时刻都会发生的。在我们生活的环境中，需要面对多少威胁？衰老、污染、空气氧化、代谢异常、食物过敏等，都无处不在。我们虽然没有看到，但是它们就在身边。因为有身体不停地自我修复，才让我们不至于突然垮掉。想想人为什么会自然死去，除了那些科学的解释之外，一个非常通俗的说法，就是我们的身体已经到了不能修复的境地。就好比是一辆汽车，一直修修补补的，可以开上十几年。但终有一天，它到了无法修补的地步时，还是要报废的。

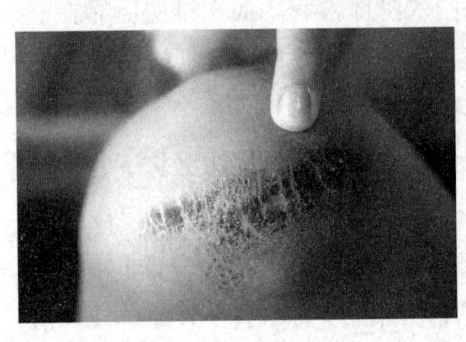

我们身体的修复过程总是在不知不觉中进行。拿上面的例子来说，出现外伤之后，我们给自己涂上消炎药，包扎一下，过十天半个月，伤口就愈合了。如果我们细心观察，会发现每一天伤口都会恢复一些。一开始是止血，然后就是结痂，再过几天，揭去痂皮，就只剩下瘢痕。再随着时间流逝，瘢痕也慢慢变淡。与此类似，我们从没见过，某一种疾病是可以在一夜之间消失，也没有任何一种伤口能在一瞬间愈合。这是因为，修复是个不断进行的过程。

换个角度来说，我们的身体之所以能维持住，不怕疾病的侵扰，是因为有了修复功能的支撑。

还拿之前的外伤来说，出现了伤口，我们涂抹消炎药、包扎，这都是很平常的做法。对此，我们可以提个小问题，是消炎药或者是纱布条给我们止血，最终让伤口愈合了吗？当然不是，是我们自己的修复能力在起作用。消炎药和纱布条不过是在帮忙罢了,因为它们并不会长成我们皮肤的一部分。有一些小的伤口,不用消炎药和包扎,也完全可以愈合。想想我们从小时候有记忆开始到现在,自己受过多少次伤,再看看自己的身上,现在有几处留下了伤痕?对比一下,你肯定就特别佩服身体的修复能力。因为有了它,你才能坚持到现在,才不会像个打满了补丁的机器人。

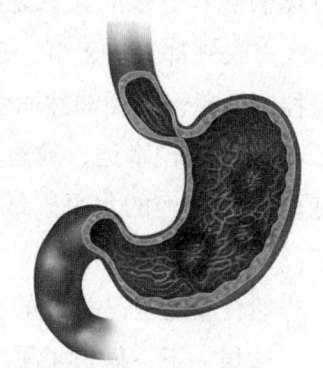

正是这种自我修复的能力,让我们在对抗疾病时,有了可以依赖的基础。任何药物和医生,不过是在利用或者恢复这种能力,帮助我们给自己治疗罢了。试想一下,我们有了胃溃疡之后,吃片药就能好吗?当然不是,还是要等胃部的伤口自己长好了,溃疡才会消失。

出现了骨折之后,就必须把断骨接好,然后打上石膏,静养一段时间,等待缝隙被骨组织长合,才能算是康复。我们没见过有医生能换骨头,更没见过医生可以帮我们把断骨接上。

所以,医疗都是建立在人体的自我修复基础之上。我们不需要迷信医学技术的进步,而应该正确看待自身的修复能力。是它,给了我们对抗疾病、恢复健康的本钱;没有了它,我们的身体将要面对的,是比艾滋病更加恐怖的环境。

◎ 你多长时间"检修"一次

对于健康,我们所能持有的态度,只能是防患于未然。前文中也已经强调过了,亚健康状态,并不是说我们的身体还算健康,而是已经处在疾病的早期阶段了。鉴于世界上最多只有5%的人是完全健康的这一调查结果,我们应该正视自己所要面临的健康问题。

既然如此，经常体检就是不二的选择了。

可现实情况却令人担忧。看看我们身边，有几个人是定期去医院检查身体的呢？更多的人只是在大病之时，才想起来去医院，躺在病床上，唉声叹气都无济于事。一旦进了手术室，躺在手术台上，那种生命不受控制的恐惧感便油然而生了。这很正常，几乎没有人不害怕手术室的。有些人比较幸运，通过手术可以恢复到一定程度，但是却永远也无法恢复到曾经的水平。最可怜的是患上绝症时，我们就只能伤心难过了。

当然，幸运也是相对的。侥幸躲过一劫的人，也不是真的就此万事大吉。试想一下，做过了手术之后，我们的身体能恢复到何种程度呢？人体不同于机器，坏了一个零件，可以换个新的。车的灯罩坏了，换个新的，能跟之前一样。身体不行，一旦坏了，只能千方百计地修复。不可能胃出现溃疡了，我们把胃切除后换个新的。眼睛近视了，摘掉眼球换个新的。要是真能出现这种情况，那我们整个身体都可能被换掉，那个原本的自己就不存在了。

再来说体检的事。虽然医院的检查有一定的作用，但也千万不能迷信。毕竟，机器不过是我们发明出来的一种工具，它在面对我们自身时，也有很多不确定的时候。人体是那么复杂，想要确诊一项疾病，一定要经过深入的分析，有的时候甚至必须那些有多年经验的专家来判断。但检查并不那么费时费力，很多时候都是依据一番普通的标准来进行的。

因此，在医院里检查获得的各种数据，即使是在正常值的范围内，也并不能说明您是非常健康的，因为机器检查有一定的诊断局限性。例如您的肝脏都严重受损了，甚至严重到肝硬化阶段，但肝功能的检查结果仍可以是正常的。此时，机器就是错误的，需要评估人员对这些检查结果有很深的理解，有敏锐的洞察力，要通过对您的生活各方面的了解和身体的各种变化，包括您的睡眠、食欲、消化、大小便、平时的疲劳感、体重的变化等很多细节，对您的健康状况进行综合评估，分析出您目前的健康状况和未来的健康走向。这是一个运用专业知识进行综合分析的过程。

可是光检查并不够，很多人都是查出了问题，却并不治疗。比如，一些人被查出有高血脂，可并不重视它，甚至还会在跟朋友聊天时调侃自己。殊不知，一旦患上了高血脂，血管就承担了很大的压力，正在往血栓和心肌梗死上面发展。还有一些人会查出高血压，可回到家依旧我行我素，不做出任何改变。如此一来，查了又有什么用呢？难道检查就是为了让自己看着身体一天天变坏吗？当然不是，检查的目的，是为了让我们提高警惕，及早应对。疏于防范的原因，是我们从根本上不重视身体健康。

那么，检查出来问题了，我们要如何做出改变呢？心理上的转变是必需的，紧随其后的就是改变自己的生活方式。查出了高血糖，你每天爱吃的那几根油条，晚饭后的一块儿点心，看电视时的水果，该丢的也就丢掉吧。别再因为一时贪嘴，让身体承担风险。查出了精神压力大，也就不要再整天宅在家里，该出去走走就多出去，平时多和朋友来往，不要一味地活在自己的世界里，防止精神抑郁。

正确地面对检查，我们才有可能随时关注着自己的身体状况。

◎ 身体的修复需要原料

既然上面说到了，我们的身体拥有强大的修复能力，那么为什么我们还会生病呢？

这是个好问题，举个例子来回答。假设，我们身体的修复能力是个很厉害的水管维修工，他有丰富的经验，能修理各种各样的水管。可是突然有一天，这个水管工到了你家里，对水管漏水无能为力了。这是什么原因，仔细想想，你应该会想到，那就是你没有给他准备好修水管的工具，没有给他买好新的水管材料。毕竟，要想修理任何东西，都是要有东西来替换的。

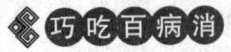

同样的道理，放在其他方面也适用。回想一下，我们生活中有多少物品坏了需要修理的时候，必须用到原料呢？家里的桌子坏了，要用到木头修理；房子坏了，要用到砖头和水泥；汽车坏了，要用到各种零件；绳索断了，要用麻线或者棉线之类的东西续接。没有任何一种东西，可以凭空修好而不用原料的。这就是自然的规律，不可能改变。

但更深入地说，修理东西的材料也不是乱用的。谁见过桌腿断了用水泥和石子修的？谁又见过车窗玻璃碎了，能用木板挡风的？这个道理说起来简单，大家也都能理解，但是应用到我们自身，却有太多的人犯错误。为什么这么说，因为我们都迷信了药物的作用。用上面的道理来想一想，我们的身体又不是药物做的，为什么生病了一定要吃药呢？也许有的人说，吃药能治病，能让身体恢复。但是我们却忘了一个事实，有好多病都是吃药治不好的。为什么？因为吃下去的药，并没有解决身体的根本需要，只是在不停地给我们的身体打补丁罢了。就像是慢性胃炎，治疗几十年都治不好，最终还可能发展成胃癌。

其实，我们真正需要补充的，是组成身体所需要的原料。那么，我们的身体又是什么做的呢？是上文中已经说过的蛋白质、脂肪、糖类、维生素、矿物质、水和膳食纤维。所以，身体出问题后，首先应该补充这些物质，也就是在下面将要反复说到的营养素。营养素是能够参与我们身体组成的物质，是维持生命所必需的材料。

我们的身体，每天经历的过程就是损伤、修复、原料供应、营养素重建。损伤无时无刻不在发生，而修复也无时无刻不在继续。只有营养素供应充足，修复的过程才不会中断，身体也不会出现问题。这个过程说起来相信所有人都懂，但却不是所有人都认可。因为我们还有个问题没解决，那就是对营养素的认识误区。

假如此刻，有个人对你说"吃饭能治病，吃药害死人"，你十有八九不会相信。为什么呢？因为从小到大的经历告诉自己，生病要去医院看病，再吃药打针，甚至是手术，从没见过有靠吃饭治好病的。这当然是事实，可如果你把吃饭和吃药的顺序倒过来，再想一想，就会发现

第一章 用知识指导健康生活

上面的说法并不那么疯狂。如果你从小到大是把药当饭吃，想想自己现在会是什么样？你肯定会觉得很荒谬，无法想象，但心里还是不愿意承认吃饭对于治病有作用。那不妨来深入分析一下这种想法的根源。

营养素不能治病的认识，大致说来有两个原因。第一个，是我们很多人都买过各种营养品，但是并不认为它们对治病有什么效果。许多时候，买这些东西，要么是去看望病人，要么是孝敬老人。我们不知道别人收下了之后有没有吃，但是却能看到别人的身体好像没有多大的起色。那些蜂王浆、燕窝、鳖精所谓的神奇功效，似乎并没有什么神奇之处。第二个，是有相当一部分人都给自己的父母买过人参、虫草等贵重的药材，期望他们能颐养天年，长命百岁。可是这些努力好像也没有多大效果，有的时候甚至导致他们身体更坏。正是这些活生生的例子，让我们坚定了自己的判断。连高级的补品都不能有什么功效，那么平时最常见的食物，又能有什么特别的效果呢？

不要着急，继续看下去，这个疑问就能迎刃而解。

第4节 找到疾病的真正根源

◎ 小心，疾病是吃出来的

"病从口入"的概念，在之前已经有所阐述。在本节，将要对此进行深入剖析。明白了这个道理，也就能理解营养素治病的原因了。

抛开我们祖传的"药食同源"理论，单就许多生活现象来看，"病从口入"的概念就是从实践中总结出来的。在此，我们先讨论另一个概念，那就是"饮食决定体质"。如今咱们国家开放的时间长了，外国人越来越多，与外国人接触较多的人，都会有这么一个感觉，那就是黑人和白人看起来都是人高马大的。撇开诸多的生活习惯、地理气候等因素，其中非常重要的一点，就是饮食不同。我们中国人的饮食，偏向于杂食，尤其是掺杂了许多植物性食物。而外国人，肉类食物则吃得更多。对比一下，就可以明白为何我们总觉得外国人更加强壮了。美国民间也有一句俗话，叫作"You are what you eat"，翻译过来，则是"吃什么，你就是什么"。这个说法，则更深入地证明了，饮食决定体质的概念，在世界范围内都是得到认可的。

既然如此，"病从口入"的说法就有规律可循了。举个例子，日本一项研究发现，黄豆至少含有5种抑制癌细胞的复合物。此项研究主要集中在乳腺癌方面，因为日本女性乳腺癌的发病率只占全部病例的1/6。但是，当她们来到西方国家生活后，其乳腺癌发病率大幅度上升，基本达到西方国家女性的发病率。究其原因，最重要的一个因素就是：日本人饮食中黄豆所占的比重较其他国家要大。

《2002年世界卫生报告》指出，高血压、高胆固醇、肥胖、水果和蔬菜摄入不足，是引起慢性非传染性疾病最重要的危险因素，而这些疾病都和我们每天的"吃"关系密切。如：脂肪、胆固醇摄入量过高，而维生素、矿物质、纤维素等食入过少；各种营养素之间搭配比例不合理，偏重于肉食和高蛋白、高胆固醇、高脂肪食品，却罕见五谷杂粮；一日三餐的热量分配不合理、饮食不规律、无节制、大吃大喝、暴饮暴食、食盐摄入量过高。这些不良的饮食习惯都会在你的身体里埋下疾病的"根"。所以说，80%以上的病都是吃出来的，一点儿也不夸张。

那么，我们到底是怎么把病吃进嘴里的呢？总结了一下，可以归为以下两种。

（1）在外就餐。在外就餐过多，是威胁人们身体健康的一大问题。据统计，长期在外面就餐的人，身体内的脂肪含量比在家就餐的人高5%～10%，这是导致肥胖的直接原因。另外，餐馆重视饭菜的色、香、味，往往加很多盐、味精、香料，这都是引发心脑血管疾病、高血压、高血脂等慢性病的危险因素。

（2）饮食结构不合理。目前人们在饮食方面几个最大的问题就是：过食猪肉、谷物量少、大豆和奶制品匮乏、碳酸饮料泛滥、不吃早餐等。

在我国，大约40%的居民不吃杂粮，16%的人不吃薯类；对健康无益的油炸面食，却占了居民食物的54%；猪肉的脂肪含量最高，其居民食用率却高达94%；奶及奶制品、大豆及其制品在贫困地区的消费依然较低；碳酸饮料导致发胖和骨质疏松，而青少年饮用饮料的比例高达34%，而且其中大部分是碳酸饮料；不吃早餐容易缺乏维生素，而有3.2%的人却基本不吃早餐。这种不合理的饮食习惯是导致各种疾病的罪魁祸首。

想要解决这个问题，还必须回归传统的饮食。

相对于目前的饮食习惯，我们从前以谷物和蔬菜为主体的膳食结构是非常健康而科学的。但是，人们的生活水平提高以后，却在认识上产生了很多误区，认为每天大鱼大肉才是富裕的标志，其实这是不符合中国人体质的。

偏好重口味也是中国人饮食中的一大问题。统计资料显示中国人每天食盐摄入量达到8~20克，而高盐饮食是引发高血压的重大隐患，成人每天摄盐量不宜超过5克。

另外，从烹调方式上来讲，蒸、煮要远远好过煎、炒、炸等方式，烟熏、油炸、火烤的食物相对来说不易消化，而且在高温烹制过程中还会发生变异，形成一些有害物质，其中就包括很多致癌物。但是现在很多人为了满足口味的需要，往往喜欢高盐多油的食物，背离了传统的健康饮食习惯，出现了很多之前少见的富贵病、罕见病。所以，中国人的很多病就是吃出来的，我们迫切需要一场膳食革命来改变现已形成的状况，回归自然，回归传统，找回健康与长寿。

◎ 慢性病都是生活方式病

在所有疾病之中，最为折磨人的就是慢性病了。因为慢性病来得慢，去得也慢，许多药物对它还完全没有办法，医生也治愈不了。在此处，我们就要分析一下，为何慢性病会让人一筹莫展。

用上面的知识来解释，慢性病其实就是我们的身体自我修复失败的外在表现。

身体的修复能力是非常坚韧的，它从不会轻易就举手投降。当我们的身体出现了损伤后，修复便随即开始。慢性病的发生就是这个损伤后修复，修复了再损伤，不断循环下来的过程。在这个自我修复的过程中，身体会不断调动其他部位的营养素。随着时间的推移，消耗的营养素越来越多，最终会使我们身体开始缺乏用来修复的营养素，到了这个地步，就是慢性病病发的时候了。举个例子，拆东墙补西墙。身体的修复也与此类似，不停地到处拆墙，直到把其他墙壁都拆光了，砖块儿用完了，这时就再也没墙可拆。当然，这些墙首先是可以拆的。

慢性病的成因这么复杂，就是因为身体在修复的过程中，消耗了很多其他器官和系统的营养素，所以牵连甚广。以慢性胃炎来举例，慢性胃炎自然是与胃有关系，但除此之外，它还跟肝脏有关。看看得胃炎的都是哪一类人，脾气不好、心眼小、工作压力大的，这都说明了肝脏有问题。另外，得胃炎的人，睡眠也肯定不太好；反过来，睡眠不好的人，也容易得胃病。如此一来，也就说明胃炎还跟神经系统有关。再往深处说，慢性胃炎还会跟肠道、泌尿系统牵扯上，所以一个慢性胃炎，绝对不是单纯的胃部疾病，而是多个系统的功能紊乱导致的，胃炎不过是一个表现罢了。

再以电脑为例，如今我们都会使用电脑了，相当一部分人，还会玩智能手机。经常使用电脑，都会遇到一些电脑问题，比如说黑屏、蓝屏、死机等。对待这些情况，大多数人都会用一招，那就是重启。因为不管是何种问题，只要重启了，大多数情况下都能解决。少数情况下不能解决了，便会找人修理。在修理的过程中，我们也能接触到一些知识，比如是系统出错、电脑中毒、硬盘问题等。如果别人不说，我们也依旧不知道具体原因是什么。这就与慢性病类似，我们只是知道身体的某个部位出了问题，却并不知道为什么会出问题。重启就像是身体的自我修复，它可以很多次地解决问题，但终究有一天会不管用。到这个时

第一章　用知识指导健康生活

候了，就需要用专业的知识来解决。

可是，即便是非常专业的医生，也对慢性病无从下手，这又是为什么呢？因为慢性病不是一朝一夕出现的，而是我们天长日久的生活方式导致的，也就是生活方式病。

拿肥胖这个问题来说吧。谁也不是先天就有上百斤的体重，还是靠吃饭，慢慢积累长胖的。那为什么饭是一样吃的，体重差别就那么大呢？这问题问得好，但是却问错了。许多人都以为饭是一样吃的，可真追究下来，你敢说是一样的吗？俗话说"一口不能吃成胖子"，哪个肥胖症患者不是长年累月地贪吃积累的？一顿饭多吃了两口，倒的确没什么，可多年如此，不换来一身肉，能对得起粮食吗？当然，肥胖也可能不是吃主食过多导致的，现在的许多孩子发胖，更多的是因为爱吃垃圾食品和零食。但无论如何，也要经过至少一年的积累。

再拿酒精肝来说。所有人都知道喝酒伤肝，可是常年喝酒的人却从来不当回事儿。等到有一天查出来了，又不得不戒酒。要不是多年的贪杯恋醉，也不会走到这一步。与此相同，肺癌也不是一朝一夕出现的，而是抽了几十年的烟才患上的；糖尿病也不是某一天醒来就患上的，而是多年贪吃造成的；胃炎不是突然暴饮暴食患上的，而是长久的饮食不规律导致的。

慢性疾病之所以在如今这么普遍，就是由于我们的生活方式不正确导致的。科技和社会的进步，让我们的生活越来越舒服，而人的追求也越来越丰富。可追求的多了，就不免有许多坏的成分。比如说，现在的很多人都喜欢夜生活，把它当作是时尚的代表。殊不知，这么贪恋夜晚，打破了身体的生物规律，造成了睡眠障碍、代谢紊乱、胃病等；家具越来越舒服，沙发取代了板凳，软床取代了硬板床，经常在上面或躺或坐，腰椎却坏了；有了代步的汽车，我们走动和跑步的机会也少了，更多的人一天到晚都不运动，身体老化得厉害。诸如此类的现象，在如今的生活中简直普遍得让人无法理解。可很少有人会主动回归健康的生活方式，大多数人不过是一边享受生活的便利，一边抱怨身体越来越差。

这就是今天许多人走进的误区。在面对舒适方便的生活时，采取了消极的接受态度，让惰性把自己的身体带向疾病的深渊。所以，为了避开慢性病，更为了把慢性病彻底治愈，我们必须改变自己的生活习惯。否则的话，我们的身体要被疾病无限透支，直到彻底崩溃。即便一时能治好，也无法彻底摆脱慢性病的困扰。

◎ "隐性饥饿"成为健康新隐患

如今，我们的生活越来越好，饮食也越来越丰富，可是体质却在不断下降。除了生活方式不合理之外，还有一个原因，就是"隐性饥饿"。

那么，何为隐性饥饿呢？按照医学上的解释，隐性饥饿是指机体由于营养不均衡或者缺乏某种维生素及人体必需的矿物质，同时又存在其他营养成分过度摄入，从而产生隐蔽性营养需求的饥饿症状。根据这一定义，营养元素让人体能够正常生长，并确保人体能够完成重要的生理功能。一旦出现不均衡，人体表现出部分成分过剩而部分成分缺乏的现象，于是就体现出饥饿的症状。隐性饥饿需要全民重视。

用更加通俗的话来说，隐性饥饿就是我们可选择的食物太多，导致该吃的没吃到，不该多吃的吃多了，浪费了吃饭的机会，导致营养吸收不够全面。以前的营养不良是因为可选择的食物太少，所以营养摄入不足。

当然，这并不是说，隐性饥饿就存在于食物丰富的国家和人群中，它在贫穷的国家和人群里也是非常普遍的。营养学家表示，它普遍存在于发达国家和发展中国家，同时存在于城市和农村。城市居民有条件在超市购买富含微量元素的食品作为营养补充，但对于农村的贫困居民来说，他们不具备这样的条件。我国农科院院士范云六说，贫困人群由于贫穷而购买力低下，长期饮食结构单一，造成营养素的缺乏，导致了人群的智力低下以及体能发育不全。

最新的《中国居民营养与健康现状》调查报告显示，我国人群中营养失衡、营养不良、微量营养素缺乏状况相当普遍。维生素A的供给占每日建议摄入量不足60%，农村情况比城市更差；铁的膳食供给超过每日建议摄入量，但贫血患病率比较普遍（平均14.78%）；中国十大城市2岁以内的婴幼儿贫血患病率达24.2%，老年妇女的情况更为严重，农村情况更糟；0～6岁儿童缺锌比例为39%；儿童钙摄入量不足也比较严重，只达到推荐摄入量的1/3。

调查显示，目前全世界处于"隐性饥饿"状态下的人口数量已高达世界总人口的1/3。随着人们生活水平的提高和保健知识的普及，与膳食相关的慢性非传染疾病造成的危害不仅被国家、社会所重视，也引起了普通消费者的关注，"无病主动预防"的观念开始取代过去"有病被动治疗"的习惯。

营养专家指出，导致"隐性饥饿"的原因有很多，其中主要表现在自然环境恶劣等影响，农产品中营养素含量大幅下降。如2009年的菠菜与1963年相比，维生素C含量竟然下降了70%。除此之外，现代人的膳食结构不合理、社会竞争压力大、生活节奏快，紧张、忧郁、应激状态越来越多，安全感越来越少，这些都会导致人体大量消耗营养素，影响健康。

现代医学发现，70%的慢性疾病包括糖尿病、心血管疾病、癌症、肥胖症、亚健康等都与人体营养素摄取的不均衡有关，"隐性饥饿"正成为人们健康的致命杀手。

最常见的隐性饥饿包括：缺铁、缺碘、缺锌、缺乏维生素和矿物质。缺铁性贫血可使孩子的平均智商降低5～8；缺碘可使孩子的平均智商降低10～15；缺锌可导致偏食、复发性口腔炎、性发育迟缓、注意力不集中等；缺乏维生素A、维生素D可导致佝偻病；长期缺乏维生素A，眼睛容易疲倦、干涩；维生素B_1摄入不足会造成注意力不集中、忧郁以及记忆力衰退等；长期缺乏维生素、矿物质还可能引发心脏病及癌症。

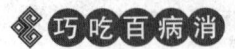

导致隐性饥饿的原因,更细致地可以分为以下两种。

1. 受父母不良生活习惯影响

许多80后"独一代"的父母小的时候也比较任性和挑食,他们在长辈的呵护下长大,很多人都没有做过饭,甚至结婚后也不常在家里做饭,大部分时间都是在单位食堂吃或到外面吃。当他们带孩子时,很多时间是叫外卖,或是带孩子去饭店吃,这些不良习惯极易造成微量元素不足的"隐性饥饿"。有的孩子过于偏食,例如只吃肉不吃青菜,或者只吃青菜不吃肉;有的家长喜欢以食物作为奖励,经常带孩子吃洋快餐或一些香口的东西;有的家长误以为精细的东西就是好东西,给孩子吃精米、精面,很少吃五谷杂粮,这些都容易导致孩子营养素摄入不足。

2. 中小学配餐不够营养

现在中小学校中午配餐营养搭配不够合理也是造成青少年"隐性饥饿"的一大原因。如目前广州市的幼儿园膳食搭配都有专门的机构负责指导,每所幼儿园也配备了专门的保健医生,幼儿园每周都要向家长公布一周的食谱,但是因为种种原因,这一做法并没能在中小学校得以延续。以广州市为例,大部分的中小学午餐营养搭配都是不足的。学校午餐常见的情况是:肉量不足,以小学生为例,一天一般要吃100克肉,在学校至少应该吃50克;蔬菜量也不足,一天需要吃500克的水果蔬菜,在学校的午餐应该吃上250克。

要解决"隐性饥饿",主要在于解决好膳食平衡,养成良好的健康饮食习惯,最好让孩子定期做微量元素检查,必要的情况下要进行膳食营养素补充。营养平衡可以参照国家颁发的平衡膳食宝塔进行,做到荤素巧搭配、粗细巧搭配等原则。在搭配菜肴的时候,采取荤素相配,在味道和营养上,就能很好地融合和补充,健康又美味。在做饭的时候,可以适当增加粗粮和薯类,比如糙米、玉米、小米、土豆和红薯等,不仅丰富了口感,也丰富了营养素的摄入。

◎ "富贵病"不是营养惹的祸

富贵病这个词，相信我们都不陌生了。顾名思义，富贵病是我们生活条件改善之后所患上的疾病，通常来说，也就是指便秘、高血脂、冠心病、糖尿病等。用我们生活中的说法，富贵病就是吃得太好了，身体承受不住才患上的。但实际上确实如此吗？

把我们对富贵病的理解用营养素的角度解释，富贵病就是营养过量才导致的。可真实的情况却是，富贵病和营养过量无关。调查显示，富贵病在贫穷的社会群体中更为普遍。那么，这到底是为什么呢？

先来看看，富贵病到底是什么。在我们的潜意识里，富贵所代表的不光是生活水平提高，更是吃得好了，不用劳心劳力受罪了。用更加明确的说法就是，富贵的意思是生活方式不合理了。吃得更多更好，运动少了，抽烟喝酒也不在乎了。这么一说，"富贵病"完全就是生活不合理带来的疾病，跟亚健康没什么两样。

富贵病已成为危害国人健康的主要病种。据卫生部调查，中国有22%的人超重，6000多万人因肥胖而就医，高血压患者2亿多人，糖尿病患者5000多万人，高血脂患者1.6亿人。全国每天由于"富贵病"死亡的人数超过1.5万，占死亡总人数的70%以上，由于"富贵病"治疗的费用占疾病负担的60%以上。包括美国、英国等西方国家医务工作者也多次发表调查报告，对富裕起来的我国富贵病的发展情况感到忧虑，预计未来富贵病将在中国更广泛流行。

看看富贵病都是些什么病种，你也肯定知道了，富贵病就是亚健康。当然，作为一种社会现象病，富贵病总是有自己的特色。按照我们的理解，肥胖症、糖尿病、高血压、高血脂、痛风等疾病，都是有各自病理的疾病，没有多大联系。但实际上却是，这些病往往联合发作。因此，治疗富贵病绝对不能单纯地从症状着手，而必须找出根本原因。

那么，导致富贵病的根本原因是什么？大多数人自然会想到，是营养摄入过多。可是我要说，你错怪了营养。先想想一个问题，营养到底是什么。

　　我们都知道，身体需要营养来维持，因为营养就是能量。如同汽车离不开汽油，空调需要电力一样，我们的身体运行，也离不开营养的供应。这是最浅显的一点，当然也是最基本的一点。

　　更进一步说，营养除了给我们身体提供能量外，还会做什么呢？按照前面的说法，我们知道身体是在不断损伤和修复的，那么营养就是为这个损伤和修复的过程提供原料。但即便你也明白这一点，还是没有涉及最为重要的一条，那就是营养可以改变我们的身体。假设人的寿命为70岁，那么在人的一生中，就会摄入60吨的食物。这么多食物中的营养，完全可以改变我们的身体健康走向。所以说，你的身体是好是坏，完全取决于自己在吃什么。

　　既然与营养无关，那我们为何还会患上富贵病呢？产生这个疑问，说明你也在思考问题。不过有一点却是要提醒的，就是当心自己走入了误区。最简单的例子还是肥胖，大家都知道，肥胖是长期的营养过剩导致的。那么何为营养过剩呢？这么说吧，我们身体中存在一个营养平衡。这个平衡是动态的，随着我们营养的摄入和消耗不停变化。如果摄入过多而消耗太少，那么多余营养就会堆积下来。天长日久，便成了脂肪，体重也会上升。如果消耗太多而摄入不足，那身体就入不敷出，脂肪要被不停消耗，体重减轻。理想的情况是摄入和消耗持平，但这种情况持续下来比较困难。

　　营养平衡在被打破之后，便会带来一系列的疾病。营养不足的时候，就会出现肌肉退化、贫血、神经衰弱、抵抗力下降等，能量过剩，则会出现高血压、冠心病、痛风、肥胖等富贵病。

　　下面是中国营养学会制订的我国健康居民每日膳食供给标准。

儿童及少年组能量供给量标准(千卡/日)(1千卡=4.816千焦)

类别	年龄	男性	女性
婴儿	初生~6个月	120(千卡/千克体重)	120(千卡/千克体重)
	7~12个月	100(千卡/千克体重)	100(千卡/千克体重)
儿童	1岁	1100	1050
	2岁	1200	1150
	3岁	1350	1300
	4岁	1450	1400
	5岁	1600	1500
	6岁	1700	1600
	7岁	1800	1700
	8岁	1900	1800
	9岁	2000	1900
	10岁	2100	2000
	11岁	2200	2100
	12岁	2300	2200
少年	13岁~	2400	2300
	17岁~	2800	2400

成人组能量供给量标准(千卡/日)(1千卡=4.816千焦)

类别	组别	男性	女性
成人	极轻体力	2400	2100
	轻体力	2600	2300
	中体力	3000	2700
	重体力	3400	3000
	极重体力	4000	—

续表

类别	组别	男性	女性
老年前期（45岁）	极轻体力	2200	1900
	轻体力	2400	2100
	中体力	2700	2400
	重体力	3000	—
老年期（60岁~）	极轻体力	2000	1900
	轻体力	2200	2100
	中体力	2500	2400
70岁~	极轻体力	1800	1600
	轻体力	2000	1800
80岁~	轻体力	1600	1400
孕妇	孕4~6个月	—	＋200
	孕7~9个月	—	＋200
乳母	—	—	＋800

◎ 优化的营养是未来的药物

根据前文中的多次论述，相信读者朋友对于疾病、营养，都有了一个全新的认识。只是若要让您相信，营养可以当作药物来治病，恐怕还无法接受。毕竟，若是食物真的能治病，那我们每天正常吃饭，也就不会得病了。既然如此，为何医院里还是人满为患呢？原因为何，因为我们并不懂何为吃饭。

让我们来看这样一个事实：如果一个健康的人7~10天不吃任何食物，你说会发生什么事情？毋庸置疑，这个人肯定会死掉。人用来维持

第一章 用知识指导健康生活

生命的主要东西除了空气和水以外就是食物,也就是食物里面的营养支持着人的生命。营养是生命的源泉,从人的胚胎形成的一瞬间到人的生命结束,营养无时无刻不滋养着人的生命,这就是"营养与生命"的关系。

接着我们来看看"营养与健康"的关系。假设有甲、乙、丙三个身体状况一样并非常健康的人,处于三种不同的生活环境中:甲的生活环境是每餐饮食营养均衡,乙的生活环境是每餐大鱼大肉,而丙的生活环境是每餐吃馒头喝稀饭吃咸菜。经过一段时间后,再来看看他们的身体状况,谁还是健康的?显而易见,甲身体是健康的,乙、丙两人分别因为营养过剩和营养不良而失去健康。

那么疾病是怎么和营养产生联系的呢?原因在于我们的身体平衡。人体每分钟有近50万个细胞死亡,对于成年人来讲,产生的新细胞与死亡的老细胞是相等的即为健康。如果每天所需的营养没有及时补充,那么每天死亡的细胞照样会死亡,而每天新生的细胞数量则会减少,久而久之细胞的数量越来越少,器官的功能衰减了,人就会患各种各样的疾病,人的寿命也会缩短。

生病之后,大家都会想到吃药。不过患有慢性病的人,总是有这样的体会,那就是吃药并不能让疾病很快痊愈。这是为何呢?因为高血压、心脑血管疾病、糖尿病、痛风、乙肝、脂肪肝、甲亢、关节炎、胃炎、严重失眠、癌症等,这一大堆常见的慢性病,是经年累月地透支身体产生的。就是说,是身体多年的平衡失调导致的。吃药只能把病控制在一定的范围内。能不恶化就算不错,想要治好却非常困难。

所以说,真正能让自己康复的绝对不是药物,因为药物的成分不是细胞修复所需要的成分。而一旦给足时间,给足营养物质,如蛋白质、维生素、矿物质、脂肪等这些人体构成所需要的材料,人体就会启动自我修复的功能。所有的动物与人类都有很强的自我修复能力和完善的自愈系统,可以面对自然界的各种严酷环境的伤害,而得以生存并繁衍至今。

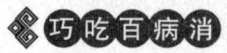

经过亿万年来形成的人体结构是非常复杂和完美的，是无比精确和紧密的一个完整的体系，它们各系统之间是那样准确而有序地互相协调地工作，保持一种高度的平衡和同步。强大的自愈能力在营养的支持下，尽最大的努力维持着人体的生命状态。手割破了，皮肤是靠什么愈合的呢？首先身体自动地先做局部消毒，局部凝血，然后筑起瘢痕组织以防止细菌及有害物质入侵，再接着进行新皮肤的制造，等新的皮肤做好，瘢痕会自动脱落，接着补充色素，恢复与周围同样的肤质与颜色。这一切修复步骤几乎就是在受伤的同时就开始进行了，所用的材料就是我们食物中的营养素，这一切都是人体自己来完成的。

人类不能造出血液、皮肤、脏器等这些具体有生命的东西。换句话说，人类不可能造出任何具有生命的东西，包括修复有生命的东西。割破的伤痕千万不要认为是药物使伤口长好的，药只能起到辅助消毒的作用。如果药物能让人的皮肤愈合，那么可不可以让一个生命已结束的死人伤口愈合呢？

人体的细胞构成组织，组织构成器官，器官构成人体系统。构成细胞的物质来自我们食物中所摄取的营养物质，它们被人体利用，滋养着我们体内的细胞，还可以修复受损的细胞组织。食物的质量决定了营养的质量，营养的质量决定了细胞的质量，细胞的质量也就决定了器官的质量，器官的质量也就决定了人的生命和健康的质量。

当人体任何部位受损需要修复时，如果修复的"材料"不足，也就是营养素有所欠缺，那么修复工作就会受阻，就会将伤害留给我们。也就是说人的身体只认与它一起经过亿万年来进化的食物和食物中所含有的营养素，这些营养素就是人的生命三大体系，即"新生细胞体系、滋养细胞体系和修复细胞体系"的原材料。

（1）新生细胞如不好，会加速器官衰老、萎缩、功能下降。

（2）滋养细胞如不好，轻则容易疲劳，重则会导致人体的免疫力下降，虚弱易病。

（3）修复细胞如不好，受损的细胞得不到及时修复，经过一段时间

第一章 用知识指导健康生活

的积累，就会在某一个器官或组织上产生病变，直接危害人体的健康和生命。

药物无法帮助修补受损的细胞和组织。人是食物造出来的。人类的食物全部都是有生命的物质，而药的成分只是各种化学物质合成的，是没有生命的物质，所以药物不能成为构成细胞的物质，也就无法帮助修补受损的组织，药物只能起到控制疾病的作用。

身体只要能保证营养充足和均衡，也就是让人的生命三大体系：新生细胞、滋养细胞、修复细胞的"原材料"充足，让它们的工作处于最佳状态，人就一定拥有健康。反之，人就会不健康和患上各种疾病，其原因就来自营养状况，那么营养引起的问题就应该用营养来解决，可人们往往用药物来解决，所以就造成了几乎所有的慢性疾病都很难治愈的结果。

反过来，所谓的绝症并不是绝对难以治愈。之所以叫作"绝症"，只是说在当前的条件和水平下，治疗非常困难，痊愈的可能性小。但这并不是说一定无法治疗。为何这么说呢？因为我们的身体有自己的修复能力。

人身上的细胞经过6个月左右的时间，细胞组织会更新90%，产生新的组织。胃细胞大约7天更新一次；皮肤细胞大约28天更新一次；肝脏细胞大约180天更新一次；红细胞大约120天更新一次……在1年左右的时间里，身体98%的细胞都会被重新更新一遍。只要营养充足，受损的器官通过细胞的不断"新陈代谢"和"自我修复"，经过一段时间，受损的组织和器官就会被"软性置换"，产生出"新"的组织与器官。

不管你得的是什么样的病，不管医生宣称你得的是怎么样的绝症，都有机会彻底康复。

因为人天生有这个本事。这个世界上没有所谓的绝症。但一定要给自己身体足够并合理的营养，健康才会伴随着你。如果是传染病、急性病，应该到医院就医，对于慢性病，真正的医生是你自己，真正的药物就是伴随你从小长大的食物。爱迪生曾这样说过："未来的医生不再给病人药物,而是引导人们多关注人体结构、饮食的保养以及疾病的起因和预防。"

营养治病这一观点一旦被大多数人所接受,疾病对人类的困扰才可能会减少。

优化的营养是未来的药物,这不是什么新的观点,很早之前就被古代的医药学家发现了。之所以到现在很多人都感觉陌生,那是我们习惯于把药物和食物对立来看。毕竟,药物和我们日常所吃的东西,无论从视觉、嗅觉、味觉、作用上来看,都相差太远。而且,我们一直在吃饭,却不能避开疾病。现在的很多疾病,也必须靠吃药才能治愈。

那么,为何要把这个老旧的观点再次提出,搞得我们自己头疼呢?这是因为,观点虽旧,道理一直是新的。人类和科学的发展是螺旋上升式的,创新、创造,都是在不断借鉴之前的经验才取得的,许多难题,都必须回顾历史,寻找相同或类似的办法才能解决。

不管是在当下,还是在将来,营养是作为药物的最天然、最有效、最经济实惠的选择。

第二章 做自己的营养医生

第1节 给脏腑的最佳营养

◎《黄帝内经》中神秘的"五"

饮食有讲究,食物分性情。我们经常见到中医上说食物的五行、五味、五色、五谷、五季等,可总是稀里糊涂,似懂非懂。这一章,就对这些神秘的"五"来个全面的认识。

◆ 五行

五行是中国古代的一种物质观。多用于哲学、中医学和占卜方面。五行指:金、木、水、火、土。认为大自然由五种要素所构成,随着这五个要素的盛衰,而使得大自然产生变化,不但影响到人的命运,同时也使宇宙万物循环不已。五行学说认为宇宙万物,都由金木水火土五种基本物质的运行(运动)和变化所构成,是由于中国古代人对世界认识不足造成的。它强调整体概念,描绘了事物的结构关系和运动形式。如果说阴阳是一种古代的对立统一学说,则五行可以说是一种原始的普通系统论。

说明五脏的生理活动特点,如肝喜条达,有疏泄的功能,有"木"生发的特性,故以肝属"木";心阳有温煦的作用,有"火"阳热的特性,故以心属"火";脾为生化之源,有"土"生化万物的特性,故以脾属"土";肺气主肃降,有"金"清肃、收敛的特性,故以肺属"金";肾有主水、藏精的功能,有"水"润下的特性,故以肾属"水"。

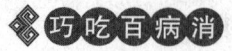

木的特性：日出东方，与木相似。古人称"木曰曲直"。"曲直"，实际是指树木的生长形态，为枝干曲直，向上向外周舒展。因而引申为具有生长、升发、条达舒畅等作用或性质的事物，均归属于木。

火的特性：南方炎热，与火相似。古人称"火曰炎上"。"炎上"，是指火具有温热、上升的特性。因而引申为具有温热、升腾作用的事物，均归属于火。

土的特性：中原肥沃，与土相似。古人称"土爰稼穑"，是指土有种植和收获农作物的作用。因而引申为具有生化、承载、受纳作用的事物，均归属于土。故有"土载四行"和"土为万物之母"之说。

金的特性：日落于西，与金相似。古人称"金曰从革"。"从革"是指"变革"的意思。引申为具有清洁、肃降、收敛等作用的事物，均归属于金。

水的特性：北方寒冷，与水相似。古人称"水曰润下"。是指水具有滋润和向下的特性。引申为具有寒凉、滋润、向下运行的事物，均归属于水。

五行是指气体的五种运动方式。

春天属木，代表气体向四周扩散的运动方式。春天，花草树木生长茂盛，树木的枝条向四周伸展，养料往枝头输送，所以春属木。

夏天属火，代表气体向上的运动方式。火的特点就是向上，夏天各种植物向上生长，长势迅猛，所以夏属火。

秋天属金，代表气体向内收缩的运动方式。金的特点是稳固，秋天收获，人们储蓄粮食为过冬做准备，树叶凋落，所以秋属金。

冬天属水，代表气体向下的运动方式。水往低处流，冬天万物休眠，为春天蓄积养料，所以冬属水。

因有四季而有四行，但夏天和秋天之间要有过渡段，也就是长夏。因此便有了土，土代表气的平稳运动。

五行与五音、五脏、五味、五方和五色的对应关系如下。

五音	徵	角	宫	商	羽
五脏	心	肝	脾	肺	肾
五味	苦	酸	甜	辛	咸
五方	南	东	中	西	北
五色	红	青	黄	白	黑
五行	火	木	土	金	水

◆ 五脏

《黄帝内经》的第一篇就是《上古天真论》。所谓天真，也就是指本性，就是本性最为天真。在我们的身体中五脏六腑的本性是天真的，它们处于一种非常和谐自足的状态当中。在前文中我们已经知道了，所谓"五脏"，即心、肝、脾、肺、肾，其共同特点是能贮藏人体生命活动所必需的各种精微物质，如精、气、血、津液等；所谓"六腑"，即胆、胃、小肠、大肠、膀胱、三焦，其共同特点是主管食物的受纳、传导、变化和排泄糟粕。

《黄帝内经》中对五脏六腑进行了明确的分工。其中，心为"君主之官"，肝为"将军之官"，肺为"相傅之官"，脾胃为"仓廪之官"，肾为"作强之官"，胆为"中正之官"，大肠为"传道之官"，小肠为"受盛之官"，膀胱为"州都之官"，三焦为"决渎之官"。这里的五脏六腑已经超越了具体的组织器官，上升为一个国家的若干种官职，通过这几种官职把同类功能的组织器官整合在一起，没有提到名字的器官都归这些有名称的官员统帅，再通过经络把各个器官联系起来，就形成了身体这个"国家"了。只要五脏六腑各司其职，就能把身体这个"国家"治理得井井有条。

曲黎敏教授在她的《黄帝内经养生智慧》一书中曾引用《老子》中的一句话来形容五脏六腑的关系："故美其食，任其服，乐其俗，高下不相慕，其民故曰朴。"意思是，每个脏腑都只得自己该得到的东西，小肠该得到的是液，那它就只要那个液；每个脏腑也都有自己的本分，脾主运化、肝主生发等，谁也不羡慕谁的"工作"，可见它们的本性是非常朴实的。由此可见，我们保养五脏六腑，就是要顺应它们的本性，使它们的本性能够得到合乎自然的发挥，简而言之，也就是使五脏六腑能够各得其所、各司其职。

◆ **五味**

中医认为：食物的五味可以补益五脏，五味分别进入各自所亲和的脏，酸味的食物入肝，苦味入心，甘味入脾，辛味入肺，咸味入肾。从这段话可以得到两个结论：首先，五脏是食疗与食补的直接受益者，也就是说，各种味道的食物首先要通过五脏来对身体起作用；其次，中医将多种多样的食物划分为五种，即酸、苦、甘、辛、咸五味，五味分别入五脏，对应肝、心、脾、肺、肾来起作用。那怎样对应呢？

（1）酸入肝：酸味食物有增强消化功能和保护肝脏的作用。常吃不仅可以帮助消化，杀灭胃肠道内的病菌，还有防感冒、降血压、软化血管之功效。以酸味为主的酸梅、石榴、番茄、山楂、橙子，均含有维生素C，可防癌、抗衰老、防治动脉硬化。

（2）苦入心：古有良药苦口之说，中医认为苦味食物能泄、能燥、能坚阴，具有除湿和利尿的作用。像橘皮、苦杏仁、苦瓜、百合等，常吃能防止毒素的积累，防治各种疮症。

（3）甘入脾：性甘的食物可以补养气血、补充热量、解除疲劳、调胃解毒，还具有缓解痉挛等作用。如红糖、桂圆肉、蜂蜜、米面食品等，都是补甘食物的不错选择。

（4）辛入肺：中医认为辛味食物有发汗、理气之功效。人们常吃的葱、姜、蒜、辣椒、胡椒，均是以辛味为主的食物，这些食物既能保护血管，又有调理气血、疏通经络的作用，经常食用，可预防风寒感冒，但患有痔疮便秘、肾经衰弱者不可食用。

（5）咸入肾：咸为五味之冠，百吃不厌。中医认为咸味食物有调节人体细胞和血液渗透、保持正常代谢的功效。咸味有泄下、软坚、散结和补益阴血等作用。如盐、海带、紫菜、海蜇等属于优质的咸味食品。

◆ **五色**

中医学上所说的五色，是指青、红、黄、白、黑五种颜色，黄色适应甘味、青色适应酸味、黑色适应咸味、红色适应苦味、白色适应辛味。可见，酸、苦、甘、辛、咸五味分别对应青、红、黄、白、黑五色，五种色味分别入五脏，并在人的生命活动中发挥着重要的作用。只要这五种色味分别相和，彼此相宜，便有利于人体的和谐。五色也与五脏有着特定的对应关系，我们可以通过对不同颜色食物的摄取来补养五脏。

（1）肝色青：宜食糙米、牛肉、枣、葵；青色应肝，所以想要面色红润，不宜以素食为主。

（2）心色红：宜食小豆、犬肉、李、韭；红色应心，故而想要面若桃花，可补以维生素C丰富的食物，如番茄、橘子、红苹果。

（3）肺色白：宜食麦、羊肉、杏、薤；白色应肺，想肌肤美白，可常食富含蛋白质的食物，如豆浆、奶类。

（4）脾色黄：宜食大豆、栗；黄色应脾，所以面色暗沉的人，可辅以黄色、味甘的食物，如胡萝卜、蛋黄等。

（5）肾色黑：宜食肌肉、桃、葱；黑色应肾，所以肤色较深的人少吃色素添加过多的食物。

所以，五色养五脏，本味补本虚。青色、味酸的食物入肝，食之可养肝；红色、味苦的食物入心，食之可养心；黄色、味甘的食物入脾，食之可健脾胃；白色、味辛的食物入肺，食之可益肺金；黑色、味咸的食物入肾，食之可补肾精。需要注意的是，中医上所说的味甘，并不等同于甜食；味咸，也并非专指盐；青色，可泛指绿色；黑色，其实不一定要多么黑，颜色深的也可算在内。

那我们怎样选择食物呢？

根据味道来选择食物。也就是口感的喜好，因为嘴巴的喜欢通常都是身体的需要。一个体质虚寒的人，自然会喜欢喝热汤、吃生姜，为什么呢？中医认为，生姜性微温，味辛，归肺脾胃经，食之可祛湿与发散风寒，起到润肺补脾的作用。夏天天气炎热时，人们通常都懂得选择苦瓜、野菜等食物来败火，而不愿吃甜腻的食物。因为苦味入心，可降心火，而甘味温补，与夏季炎热的气候刚好相悖。也可以根据五色来选择食物。

◆ **五季**

中医认为，五味跟季节一一对应，酸对应的季节是春季，苦味对应的季节是夏季，甘味对应的季节是长夏，辛味对应的季节是秋季，咸味对应的季节是冬季。可是这究竟意味着什么呢？

它的意思就是这个季节的这个味道很重，在饮食上就要尽量少吃这种味道的食物，而应该选择能够中和或者克制这种味道的食物，而不至于使得某种味道太盛而伤及脏腑。同样按照五行的相克关系，那么春天就要减酸增甘以养脾，夏天就要减苦增辛以养肺，长夏就要减甘增咸以养肾，秋天就要减辛增酸以养肝，冬天就要减咸增苦以养心。正确掌握五行、五味、五脏、四季之间的对应关系和相生相克的道理，用以指导我们的日常饮食，有助于保护我们身体一年四季的健康，而对于一年四季所遇到的疾患也可以起到意想不到的辅助作用。下面就具体说一下五味和五季的关系。

1. 春天

从中医养生理论上讲，春季阳气生发，人为适应自然界，也应随时补充体内阳气，以顺应其生发之势。饮食调养宜选辛、甘、温之品，忌酸涩、生冷之物，应常吃胡萝卜、菜花、柿子椒等蔬菜。但也要注意，生发太过则易化火。故在阳气生发的春季，为防生发太过，在膳食方面还需注意以清淡为宜，不宜大量食用油腻煎炸之品。否则积热在里，肺胃火盛，上熏于口，则易致口腔溃疡等疾病。

早春时期，人们在饮食上应当多吃一些鸡肉、动物肝脏、鱼类、瘦肉、蛋黄、牛奶、豆浆等营养品，以及葱、姜、蒜等温性食品，以驱阴散寒。春季中期，可适量食用大枣、蜂蜜、山药之类滋补脾胃的食物。春季晚期，应以清淡饮食为主，除适当进食优质蛋白类食物及蔬果之外，可饮用绿豆汤、赤豆汤、酸梅汤以及绿茶，防止体内积热。

2. 夏天

中医认为，夏属火，气通心。饮食要多辛温、少苦寒、戒肥腻、不暴食、节冷饮、预防肠道传染病的发生。夏季有慢性病的人，特别是心脑血管病患者，应多加注意，即使患感冒，亦可能由呼吸系统而转至影响心脏，乃至于危及生命。故于盛夏之季，更宜服用益气强心、化瘀通脉、扶正祛邪的药物。民谚有"冬吃萝卜夏吃姜，不劳医生开药方"之说，夏天吃姜，不仅可以暖胃，符合中医"春夏养阳"之说，而且可以振奋心阳，有助于对心脏的保护。

3. 长夏

长夏是夏末秋初的一段时节，因为大气温度持续升高，大量水蒸气笼罩在空之中，气温不降，故气候闷热，空气潮湿，人体大量出汗。随着气候变暖，炎热高温持续时间延长，长夏的特点越来越明显。按五行理论，饮食应"免甘加咸"，夏日湿气重，不应再食用甘味食物，甘食是滋腻厚味，易生湿。

4. 秋天

秋季总是以燥气当令，燥邪最易伤人肺气，这个季节，对于患慢性支气管炎的病人来讲，更应注意保养肺脏，如多吃些"秋梨膏"，亦可用玉竹煲汤，百合煮粥，芝麻、核桃仁和蜂蜜调服等，以滋阴润肺。《内经》讲秋冬养阴，即是此意。

5. 冬天

冬季阳气潜藏，阴气盛极，自然万物都处于休眠闭藏的状态，以待春日的生发。避寒就温、敛阳护阴，保持人体内外相对平衡，方可养精蓄锐、促进身体健康。冬日进补是我国几千年来传统的养生方法，可选择羊肉、狗肉、蛇肉,以补虚益气,暖胃滋阴。对人参、阿胶、鹿茸及各种药酒切勿滥补,否则会对身体造成不良后果。此外,冬天气候寒凉,理应多吃温热的食物保暖,可室内又因为大量使用暖气、空调,使空气燥热,于是人们仍是贪喝冷饮,吃西瓜、香蕉等,这些都是对身体健康不利的。

◆ 五谷

那什么是五谷呢?相传三皇之一的神农氏最开始教人们播种五谷。"五谷"之说出现于春秋、战国时期。《论语·微子》曰"四体不勤,五谷不分"。《黄帝内经》中认为五谷即:稷(小米)、麦(面)、稻(大米)、黍(黏黄米)和菽(豆类)。现在通常说的五谷杂粮,是指稻谷、麦子、高粱、大豆、玉米,而习惯地将大米和面粉以外的粮食称作杂粮,所以五谷杂粮也泛指粮食作物。

五谷,是我们餐桌上最常见的主食。五谷从种植到收割,根系吸收大地的营养,叶子进行光合作用汲取天地之精华,所有的生命活动都是为了养育最后这些种子,所有的营养最后都集中到了种子身上。因此,五谷是最有营养的,五谷的营养也是最全面的,因为,一粒种子可孕育一个生命。

《黄帝内经》有云:"五谷为养,五果为助,五畜为益,五蔬为充,气味合而服,以补养精气。"如此饮食,既可满足人体需要,又能达到以此之长,补彼之短的作用。虽然五谷有其"全面营养"的共通性,但也各有偏性,中医认为五谷健五脏。

知道了五谷杂粮,那什么是"甘"呢?如果你认为甘味食物就是味道有些甜那就错了。中医认为,只要没有咸酸苦辣等其他味道的食物都属于甘味。比如五谷杂粮,大部分都属于甘味。

五谷之中,又以小米的功效最好。大家应该都知道"社稷"这个词,我们用它来指国家。这个词是怎么来的呢?其实"社"代表的是土神,而"稷"代表的是谷神。在靠天吃饭的古代社会,五谷丰登无疑是

第二章 做自己的营养医生

一个国家稳定的基础,所以古代的君王每年都会祭拜土神"社"和谷神"稷",社稷后来也便成为国家的代指。《说文解字》对"稷"的解释是:"稷,斋也。五谷之长。"

古人认为"稷"就是粟,也就是我们今天所说的小米。他们认为五谷中以小米的营养为最高,因此便用它来供奉上天。妇女在生下小孩之后气血会很虚,这时有经验的长辈就会给她端上一碗热气腾腾的小米粥,她的身体很快就能调养过来,就是因为小米对脾胃有很好的补益作用。脾胃又可生化气血,气血足了,身体自然就好。而现代人往往大鱼大肉,各种营养品统统派上阵,但效果却未必好。我就曾经见过一位产妇刚生产完不久,家人就给她喝浓汤进补,结果却导致肠胃胀气,还影响到母乳的分泌。这时一碗小米粥反而是最安全的。清朝名医王士雄说:"贫人患虚证,以浓米汤代参汤,每收奇迹。"意思是说穷人家的患者生病后身体虚弱,但又买不起人参,于是就用米汤代参汤来服用,每次都会收到很好的效果,所以米汤有"代参汤"的美誉。

小米粥虽好,但也不能顿顿喝。那怎么办,还有一个方法,那就是"吃芽",吃什么芽呢?就是五谷的芽。有句话说:春日食春芽。

在我们生活中最常吃的应该就是绿豆芽和黄豆芽了,其实红豆、芝麻、向日葵、大麦、荞麦等均可做成芽菜食用。且芽菜的生长期短,普通只需一到两周,而且不需要施肥,只需给点儿水就可生长,绝对是纯自然无污染的绿色食品。不过大多数人可能还不知道芽菜怎样做,其实很简单:先将要发芽的种子洗好,然后放入水中浸4～8小时(体积越小的种子浸水的时间越短)后将水分滤去,再在上面加盖一层透气性较好的湿布,放在阴凉通风处(种子在黑暗中发芽又快又嫩滑)。每日早晚两次换水,一周的时间,芽菜便生好了。这时拿来食用,脆生生的特别好吃。

◎ 心:指挥中心

《黄帝内经》把人体的五脏六腑命名为十二官,其中,心为君主之官。它这样描述心:"心者,君主之官。神明出焉。故主明则下安,主不明,则一十二官危。"君主,是古代国家元首的称谓,有统帅、高于一切的意思,是一个国家的最高统治者,是全体国民的主宰者。把心称为君主,就是肯定了心在五脏六腑中的重要性,心是脏腑中最重要的器官。

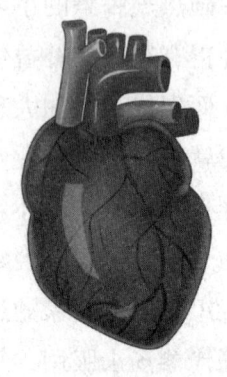

"神明"指精神、思维、意识活动及这些活动所反映的聪明智慧,它们都是由心所主持的。心主神明的功能正常,则精神健旺,神志清楚;反之,则神志异常,出现惊悸、健忘、失眠、癫狂等症候,也可引起其他脏腑的功能紊乱。另外,心主神明还说明,心是人的生命活动的主宰,统帅各个脏器,使之相互协调,共同完成各种复杂的生理活动,以维持人的生命活动,如果心发生病变,则其他脏腑的生理活动也会出现紊乱而产生各种疾病。因此,以君主之官比喻心的重要作用与地位是一点儿也不为过的。

在生活中,人们常用"心腹之患"形容问题的严重性,却不明白为什么古人要将心与腹部联系起来。所谓"心",即指心脏,对应手少阴心经,属里;"腹"就是指小肠,为腑,对应手太阳小肠经,属表。"心腹之患"就是说,互为表里的小肠经与心经,它们都是一个整体,谁出现了问题都是很严重的。

正是因为心脏对人体健康有决定性的作用,我们平常要加强对心脏的养护,还要多注意自身的变化,以便尽早发现心脏疾病,中医认为"心开窍于舌""舌为心之苗",也就是说心与舌的关系密切,心脏的情况可以从舌的色泽及形体表现出来。心的功能正常,舌红润柔软,运动灵活,味觉灵敏,语言流利;心脏气血不足,则舌质淡白,舌体胖嫩;心有瘀血,则舌质暗紫色,重者有瘀斑;心火上炙,则舌尖红或生疮。所以,心的养生保健方法要以保证心脏主血脉和主神志的功能正常为主要原则。

保养心脏的食物，不仅能从其粗糙程度上来辨别其对心脏的好处有多大，而且还能看出来，例如那些看起来透明的食物，都是补养心脏的佳品。

透明的食物非常常见，比如夏天吃的凉粉，小吃摊上一般都有，现吃现拌，味道不错。凉粉的品种很多，比如绿豆凉粉、蚕豆凉粉、地瓜凉粉等，既可凉拌，又可清炒，是夏日养心不可缺少的美味佳肴。

藕粉和何首乌粉也是不错的补心食物，可取适量的藕粉放在碗里，加少许水调和，然后用开水冲开即可。藕粉可以作为日常的调养制品，既便宜又方便，特别是家有老人、孩子或者病人的情况下，藕粉更应常备常食。

另外，还可以用藕粉做成各种食物，比如甜点，也算得上餐桌上的一道风景。

透明的食品还有西米，可经常煮食，常见的消夏美食就有椰汁西米。

除了透明的食物养护心之外，一些粗制的粮食也是我们心脏的益友。

为什么精细食物在市场上的价格往往不如粗制食物的价格高呢？这是因为，人们已经意识到粗制食物对人体健康的重要性。

经过精加工的食物，不仅丢失了皮中的营养，而且丧失了胚芽中的营养。胚芽是生命的起点，它的功效可以直接进入人体的心系统，对人的心脏有非常好的保健作用。

因此，如果要保护好心脏，那么平时一定要多吃粗制的食物。特别是心脏不好的人，在选购粮食时，一定要记得多给自己的心脏选点粗制的粮食，尽量买胚芽没有被加工掉的粮食。比如：全麦、燕麦、糙米等。这些食物都是心脏的"守护神"。

另外，如果不是很喜欢吃粗粮，那么可以选择粗细搭配的食物，比如表面撒了一层麦麸的面包。

唐宗海的《医易通说》里记载："凡种菠菜，以其子布地中，必更月朔而后生，不知何故？吾为之解曰：此菜色深绿，应三碧震卦；其根红，应震下一阳也。过月朔而月侯成震，是以此菜方生。草木之能应卦气，神妙如此。"其实，菠菜一般在深秋下种，然后发芽长大，历经整个寒冷的冬天，到春天后继续生长并开花结籽。通常我们食用的就是出生在深秋的菠菜。

自然界生命的正常规律是春种、夏长、秋收、冬藏。深秋时节，大地日趋萧条，百草枯黄，而菠菜却敢于在这个时候违背自然界的正常规律，出苗、生长。它身上究竟蕴藏着什么能量？

除了人为操控（温室种菜等），凡是反季节生长的蔬菜，如与菠菜类似的秋冬生长的青蒜、荠菜等都有一个共同特点，就是得天地之震气，可以极大程度地补益人体心系统。

菠菜还可以治疗便秘。一些久病的朋友，很容易就会大便不通，还有一些长痔疮的朋友，也容易排便困难，那么，这些朋友如果坚持吃菠菜，很快情况就会得到改善。

还有，平常做菜时我们扔掉的菠菜根，其实是很好的药材，它可以治疗古人所称的以多饮、多食、多尿、身体消瘦或尿有甜味为特征的"消渴"。菠菜根怎么吃才能治疗这种糖尿病的症状呢？我们只需将等量的菠菜根打碎后和打成粉状的鸡内金调和，用米汤送进肚就可以了。一天3次，一次5克左右，疗效显著。

与朋友聚会，开开心心、吃吃喝喝是难免的，但如果狂喜加上暴饮暴食，那么你可要注意了，你的心脏未必能承受。外贸公司的鲁先生就有这样的经历。一次公司的庆功宴上，老板点名表扬了鲁先生的部门，鲁先生与同僚都相当高兴，结果乐极生悲，居然引发了心脏病，幸好抢救及时，要不然后果不堪设想。

欢喜过度会让人心气涣散，再加上吃了很多东西，结果就会出现中医里讲的"子盗母气"的状况。"子盗母气"，是用五行相生的母子关系来说明五脏之间的病理关系。"子"在这里是指脾胃，"母"指心，是说脾胃气不足而借调心之气来消化食物，就会伤害到心。因为心也有很多

第二章 做自己的营养医生

的工作需要做,同样需要很多的心气,被脾胃盗走的心气过多,心一定会有所伤。

像鲁先生这样,本来就有心脏病,欢喜过度时心气已经涣散了,这个时候又暴饮暴食,脾胃的负担超负荷了,只好"借用"心气来消化这些食物,心气必然亏虚。因此,心脏病患者,特别是老年人,在这个时候往往会突然引发心脏病,这就是乐极生悲了。

还有些人,晚上老是心慌失眠,那也是心气虚的表现。这个时候比较适宜喝莲子粥补心。《本草纲目》记载,莲子甘、涩,平。归脾、肾、心经。具有补脾止泻,益肾涩精,养心安神的作用。晚上喝点儿莲子粳米粥可以养心助睡眠。

我们在平时饮食中也要注意以清淡为主,因为盐分过多会加重心脏的负担;不要暴饮暴食,戒烟限酒;多吃一些养心的食物,除了莲子以外,还有杏仁、黄豆、黑芝麻、木耳、红枣等,都对补养心脾很有好处。

常吃南瓜,可使大便通畅、肌肤丰美,尤其对女性,有美容的作用。清代名臣张之洞曾建议慈禧太后多食南瓜,慈禧太后也尝试了,的确能起到很好的作用,使慈禧太后到老依然容颜红润,富有光泽。美女林青霞也一直坚持将南瓜切成片蒸着吃。

南瓜能美容,还能补中益气、益心敛肺。《本草纲目》说它能"补中益气"。《医林纪要》记载它能"益心敛肺"。中医学认为南瓜性温,味甘,入脾、胃经。具有补中益气、消炎止痛、化痰止咳、解毒杀虫的功效。

现代营养学研究也认为,南瓜的营养成分较全,营养价值也较高。不仅含有丰富的糖类和淀粉,更含有丰富的营养素,如胡萝卜素、维生素 B_1、维生素 B_2、维生素 C、矿物质、人体必需的8种氨基酸和组氨酸、可溶性纤维、叶黄素和铁、锌等微量元素。这些物质不仅对维护机体的生理功能有重要作用,其中含量较高的铁、钴,更有较强的补血作用。可用于气虚乏力、肋间神经痛、疟疾、痢疾、支气管哮喘、糖尿病等症，还可驱蛔虫、治烫伤、解鸦片毒。

另外，嫩南瓜维生素含量丰富，老南瓜则糖类及微量元素含量较高；南瓜嫩茎叶和花含丰富的维生素和纤维素，用来做菜别有风味；其种子——南瓜子还能食用或榨油；南瓜还含有大量的亚麻仁油酸、软脂酸、硬脂酸等甘油酸，均为优质油脂，可以预防血管硬化。因此，南瓜的各个部分不仅能食用，而且都有一定的药用价值。

国内外专家在研究中也发现南瓜不仅营养丰富，长期食用还有保健和防病、治病的功效。据资料显示，南瓜自身含有的特殊营养成分可增强机体免疫力、防止血管动脉硬化，具有防癌、美容和减肥作用，在国际上已被视为特效保健蔬菜，可有效防治高血压、糖尿病及肝脏病变。不过，其驱虫作用主要在南瓜子，治疗糖尿病作用主要在嫩南瓜、嫩茎叶与花。防治高血压、冠心病、中风可炒南瓜子吃，每日用量以20～30克为宜。但是要注意，南瓜不宜与含维生素C的蔬菜、水果同食，也不可与羊肉同食，否则会引起黄疸和脚气病。

◎ 肝：交通指挥灯

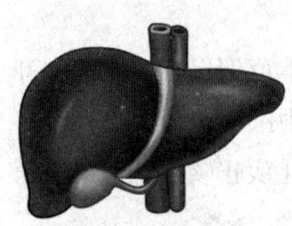

肝脏相当于一个国家的将军，将军主管军队，是力量的象征。清代医学家周学海在《读医随笔》中说：医者善于调肝，乃善治百病。由此，我们可以看出肝对人体健康具有总领全局的重要意义。

肝脏的生理特征和功能归纳起来主要有以下3方面：

1. 肝主疏泄

疏泄，即传输、疏通、发泄。肝脏属木，主生发。它把人体内部的气机生发、疏泄出来，使气息畅通无阻。气机如果得不到疏泄，就是"气闭"，气闭就会引起很多的病理变化，譬如出现水肿、瘀血、女子闭经等。肝就是起到疏泄气机的功能。如果肝气郁结，就要疏肝理气。此外，肝还有疏泄情志的功能。人都有七情六欲、七情五志，也就是喜、怒、哀、乐这些情绪。这些情志的抒发也靠肝脏。肝还疏泄"水谷精微"，就是人们吃进去的食物变成营养物质，肝把它们传输到全身。

2. 肝藏血

肝脏有贮藏、调节全身血量的作用。当人体活动的时候，机体的血流量增加，肝脏就排出贮藏的血液，以供机体活动的需要；当人体在休息和睡眠时，机体需要血液量减少，多余的血液则贮藏于肝脏。故《黄帝内经》有"人卧血归肝"之说。肝藏血还表现在调整月经方面，血液除了供应机体营养的需要外，其余部分，在女子则下注血海成为月经，因此女子月经正常与否，与肝藏血、司血海的功能密切相关，肝有血海之称，妇科有女子以肝为先天之说。若肝血不足，血不养筋则肢体麻木；血虚生风则头摇震颤；若藏血障碍，还可出现衄血、呕血、月经量过多等症。

3. 肝主筋膜

筋膜，就是人体上的韧带、肌腱、筋膜和关节。筋性坚韧刚劲，对骨节肌肉等运动器官有约束和保护作用。筋膜正常的屈伸运动，需要肝血的濡养。肝血充足则筋力劲强，使肢体的筋和筋膜得到充分的濡养，肢体关节才能运动灵活，强健有力；肝血虚衰亏损，不能供给筋和筋膜以充足的营养，那么筋的活动能力就会减退，筋力疲惫，屈伸困难。肝体阴而用阳，所以筋的功能与肝阴肝血的关系尤为密切。年老体衰的人，动作迟钝、运动失灵，就是因为肝血衰少，筋膜失其所养。许多筋的病变都与肝的功能有关。如肝血不足，血不养筋，或者热邪炽盛烧伤了肝的阴血，就会引起肝风内动，发生肢体麻木、屈伸不利、筋脉拘急，严重者会出现四肢抽搐、牙关紧闭、手足震颤、角弓反张等症状。

春季人体新陈代谢与肝脏关系极大，春季养生宜顺应阳气生发的特点，以养肝为第一要务，中医认为，春季肝气旺盛而生发，但是如果肝气生发太过或是肝气郁结，都容易损伤肝脏，到夏季就会发生寒性病变。

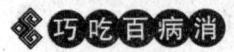

▼ 心情好：慎激动，少争执，莫惊乱

中医认为，肝属木，与春季生发之阳气相应；如果不学会自我调控和驾驭情绪，肝气抑郁，则会生出许多疾病来；肝主惊，惊则气乱。春季养肝要减少与他人不愉快的纷争，尽量避免七情过于激动而影响情绪。要培养乐观开朗的性格，多培养兴趣爱好，对春季养肝颇有裨益。

▼ 睡眠好：睡眠要充足，时间要规律，环境要安静

《黄帝内经》云："人卧血归于肝。"现代医学研究证实睡眠时进入肝脏的血流量大量增加，有利于增强肝细胞的功能，提高解毒能力，并加快营养物质的代谢，抵御春季多种传染病的侵袭。因此，保证充足的睡眠和提高睡眠质量有助于春季养肝。

青少年和中年人每天需保证8小时的睡眠，60岁以上老年人应在7小时左右，80岁以上的老年人则要睡8~9小时。体弱多病者可适当增加睡眠时间。

晚饭不要吃得过饱，睡前切勿饮浓茶及咖啡。睡前应用热水洗脚，以帮助提高睡眠质量。

睡姿讲究"卧如弓"，以右侧卧位为宜。保证安静的睡眠环境，卧室内空气保持新鲜，不在卧室摆放不利于睡眠和夜间耗氧量大的花草，温度、湿度适宜，床铺、被褥干净舒适，这些都有利于获得优质的睡眠。

▼ 饮食好：平补为主，少酸增甘，少油腻，忌生冷

平补养肝，春季滋补以清平为主，适当多吃些温补阳气的食物，少酸增甘，忌吃油腻、生冷、黏硬的食物，以免伤及肝脾。注意摄取足够的维生素和矿物质，从而提高人体免疫功能，增强抗病能力。

春季是吐故纳新，采纳自然阳气养肝的好时机，而适当运动则是最好的方法之一。中医认为，肝主筋，坚持锻炼能舒筋活络，有益肝脏。可根据自身体质状况，选择适宜的运动方式，如散步、慢跑、做体操、打太极拳、舞剑、打球、郊游和爬山等。

第二章 做自己的营养医生

◎ 脾胃：发电厂

脾胃在人体中的地位非常重要，《黄帝内经·素问·灵兰秘典论》里面说："脾胃者，仓廪之官，五味出焉。"将脾胃的受纳运化功能比作仓廪，也就是人体内的"粮食局局长"，身体所需的一切物质都归其调拨，可以摄入食物，并输出精微营养物质以供全身之用。如果脾胃气机受阻，脾胃运化失常，那么五脏六腑无以充养，精气神就会日渐衰弱。

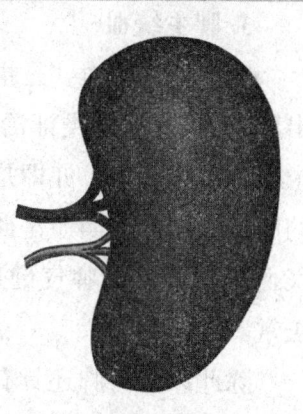

有人说脾胃是人体的能量之源头，和家电没电什么都干不了如出一辙。此话不假，脾胃管着能量的吸收和分配，脾胃不好，人体电能就缺乏，电压低，很多费电的器官都要省电、节省，导致代谢减慢，工作效率降低或干脆临时停工。五脏六腑都不能好好工作，短期还可以用蓄电池的能源，透支肝火，长期下去就不够用了，疾病就来了。由此看来，养好后天的脾胃"发电厂"有多么重要！

下面，我们就分别介绍一下脾胃。

脾位于中焦，腹腔上部，在膈之下。脾的主要生理功能包括：

1. 脾主运化

一是运化水谷的精微。饮食入胃，经过胃的腐熟后，由脾来消化吸收，将其精微部分，通过经络，上输于肺。再由心肺输送到全身，以供各个组织器官的需要。一是运化水液。水液入胃，也是通过脾的运化功能而输布全身的。若脾运化水谷精微的功能失常，则气血的化源不足，易出现肌肉消瘦、四肢倦怠、腹胀便溏，甚至引起气血衰弱等症。若脾运化水液的功能失常，可导致水液潴留，聚湿成饮，湿聚生痰或水肿等症。

2. 脾主升清

脾主升清是指脾主运化，将水谷精微向上输送至心肺、头目，营养

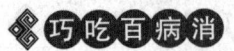

机体上部组织器官,并通过心肺的作用化生气血,以营养全身。

3. 脾主统血

所谓脾主统血,是指脾有统摄(或控制)血液在脉中运行而不致溢出脉外的功能。《类证治裁》曰"诸血皆统于脾";《难经·四十二难》中提出"脾裹血"亦即是指这一功能。脾主统血其实质就是脾气对血液的固摄作用,其实质是渊源于脾的运化功能,机制在于脾主运化、脾为气血生化之源,脾气健运,则机体气血充足,气对血液的固摄作用也正常。

除此以外,脾还具有不可忽视的附属功能。中医认为,适度地思考问题,对机体的生理活动并无不良影响,但思虑过度,所思不遂则伤脾。《素问》说:"思则气结"。脾气结滞,则会不思饮食,脘腹胀闷,影响运化升清和化生气血的功能,而导致头目眩晕、烦闷、健忘、手足无力等。

胃上承食道,下接十二指肠,是一个中空的由肌肉组成的容器。胃的主要生理功能包括:

1. 胃是人体的加油站,具有储存食物和摄取营养的功能

金朝医学家说:"胃者,脾之腑也……人之根本。胃气壮则五脏六腑皆壮也。"胃为水谷之海,其主要生理功能是受纳腐熟水谷、主通降,以降为和。由于胃在饮食物消化过程中起着极其重要的作用,与脾一起被称为"后天之本",故有"五脏六腑皆禀气于胃",胃气强则五脏功能旺盛。因此,历代医家都把固护胃气当作重要的养生和治疗原则。

2. 胃以降为顺,具有肃降的功能

胃气是应该往下行、往下降的,如果胃气不往下降,就会影响睡眠,导致失眠,这就叫作"胃不和则卧不安"。

3. 胃有一个重要的功能——生血

"血变于胃",胃将人体吸纳的精华变成血,母亲的乳汁其实就是血的变现,血是由食物的精华变成的,在抚养孩子的时候,母亲的血又变成了乳汁。

总之，脾胃是人体五脏六腑气机升降的枢纽，是人体气血生化之源和赖以生存的水谷之海，中医学认为，脾胃若伤百病由生。金元四大著名医学家之一，"补土派"的代表人物李东垣也说："脾胃是滋养元气的源泉，是精气升降的枢纽，内伤脾胃则百病由生。"因此，我们一定要养好自己的脾胃。

在饮食中，脾主黄色。黄色的食品能补脾。特别在长夏和每个季节的最后18天，应适当多吃山药、土豆、黄小米、玉米等黄色食品。补益安中，理气通窍。这些食物可维护上皮组织健康、保护视力、抗氧化等。

黄豆是黄色食物，每天喝一些黄豆浆对保护脾有很好的疗效。

在五味中，脾主甜。"甘入脾"，指的是甘甜的食物具有补气养血、补充热量、解除疲劳、调养解毒的功效。

食甜可补气养血、补充热量、解除疲惫、调养解毒，但糖尿病、肥胖病和心血管病患者宜少食。甜味的食物是走肉的，走脾胃。孩子如果特别喜欢吃糖，说明他脾虚。如果病在脾胃，就要少吃甜味的食物和油腻的食物，因为这样的食物会让脾增加代谢负担，使脾更加疲劳。但是甜味食物具有滋养、强壮身体、缓和疼痛的作用。

◎ 肺：码头

肺在五脏六腑的地位很高，《黄帝内经》中说："肺者，相傅之官，治节出焉。"也就是说肺相当于一个王朝的宰相，一人之下，万人之上。宰相的职责是什么？他了解百官、协调百官，事无巨细都要管。肺是人体内的宰相，它必须了解五脏六腑的情况，所以《黄帝内经》中有"肺朝百脉"，就是说全身各部的血脉都直接或间接地会聚于肺，然后敷布全身。

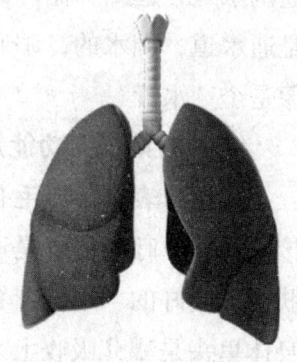

所以，各脏腑的盛衰情况，必然在肺经上有所反映，中医通过观察肺经上的"寸口"就能了解全身的状况。寸口在两手桡骨内侧，手太阴肺经的经渠、太渊二穴就处在这个位置，是桡动脉的搏动处，中医号脉其实就是在观察肺经。

肺主要有以下三大功能，即肺主气，主肃降，主皮毛。

1. 肺的第一大功能是主气，主全身之气

肺不仅是呼吸器官，还可以把呼吸之气转化为全身的一种正气、清气而输送到全身。《黄帝内经》提到"肺朝百脉，主治节"。百脉都朝向于肺，因为肺是皇帝之下，万人之上，它是通过气来调节治理全身的。

举一个例子，即"驼背"。人为什么驼背呢？大家可以试试，咱们靠墙站着，要求昂首挺胸，我们叫"拔军姿"。站一会儿是不是觉得气就上不来了？呼吸声是不是就越来越大了？这就证明，肺出现问题了！如果肺出现问题了，再挺胸昂头，这个气就不够用了！怎么办？把身体蜷一点儿，这时候气就觉得够用了。如果久而久之老这样，这个人就慢慢形成了驼背，也就是咱们老说的"罗锅儿"。

2. 肺的第二大功能是主肃降

肺居在西边，就像秋天。秋风扫落叶，落叶簌簌而下。因此肺在人身当中，起到肃降的作用，即可以肃降人的气机。肺是肺循环的重要场所，它可以把人的气机肃降到全身，也可以把人体内的体液肃降和宣发到全身各处，肺气的肃降是跟它的宣发功能结合在一起的，所以它又能通调水道，起到肺循环的作用。我们来做个简单的想象，就是把肺看作是通水道，调水的，咱们喝的水，吃的水该去哪儿都是肺调出来的，就像是个"水管"。

3. 肺的第三大功能是主皮毛

人全身表皮都有毛孔，毛孔又叫气门，是气出入的地方，都由肺直接来主管。呼吸主要是通过鼻子，所以肺又开窍于鼻。肺不好的人，皮肤也不会好的。咱们形容小姑娘皮肤好怎么说？都会说水灵灵的，水在身体里头是哪儿吸收上来的？大肠。大家知道，大肠是吸水的，肺跟大

第二章 做自己的营养医生

肠又相互表里，如果肺热大肠就热，大肠热，是不是水分就少？那么大肠水分要少，肺这个水官的工作是不是不好干？反映在皮肤上，就会出现干燥、瘙痒等症状。

肺，除了上面对人体健康有影响的作用外，它还有一个能影响我们性格的功能。很多中医书中都提到肺是主魄的，那肺是怎样主魄的呢？

我们大家都知道，一个人要想成点儿事，有很多因素，比如机遇、能力、知识等，更重要的是能在关键时刻有破釜沉舟的魄力！那这魄力从何而来，是性格还是什么？从中医的角度看，这魄力主要是来自我们的肺！这魄力怎么跟肺联系在一起呢？在中医里，魄是肺的神，神是一个人精气足了以后外在的表现。这就是我们常说，一个人"看上去很精神"，而有的人看起来跟睡不醒的一样。在中医看来，一个人的魄力是学不来的，如果说一个人的魄力不够，只能说明您的肺气先天不足。

咱们再分析分析这个问题，为什么有的人有魄力，有的人没魄力？从位置上来讲，肺和心是不是在一块儿啊？那么心主什么？心在情智里是"神"。如果心火大，这个人的神情就不定，心烦意乱。

一个心烦意乱的人，凡事都烦恼的人，他能有魄力工作好吗？要想心神安定，每天晚上我们一定要记住不吃那些肥甘的东西，包括辣椒。肥甘是什么？就是肉和过甜的东西，晚上一定要吃各式各样的清淡的食物。最好的食物就是生拌菜，晚上一定要多吃这个，把内热降下来，把心肝热降下来。

如果心肝热降下来，肺气就上来了；肺气上来了，人的精神就足了；人的精神足了，再遇到困难，他就有能力去对抗了，完全有可能做出成功的事情。所以只要把肺养好，人就容易成功。换个角度，人在烦乱的时候和清醒的时候，分析问题的能力是不一样的。如果他身体好了，他分析问题就比较客观，就能找到成功的路径。一个事情成功了，在总结经验的同时，又促进他去对比分析和改变错误观念和行为方式，这样就形成了良性循环，离他真正的成功就越来越近了。

因此，肺的功能决定了它在身体中的地位是宰相。

食物有五色五味之分，食物的味道与颜色不同，其作用也各有区别。

中医认为五脏各有所喜。《灵枢》有云："酸走筋，辛走气，苦走血，咸走骨，甘走肉。"又有："酸先走肝，苦先走心，甘先走脾，辛先走肺，咸先走骨。"中医认为，"酸、甜、苦、辣、咸"五味各不相同，均衡进食各种味道的食物对健康十分有利。

辣入肺：辣有发汗、理气之功效，人们常吃的葱、姜、蒜、辣椒、胡椒等食物所含的"辣素"既能保护血管，又可调理气血、疏通经络，经常食用可预防风寒感冒，例如葱姜善散风寒、治感冒，胡椒能祛寒止痛，茴香能理气。但患有便秘、痔疮和神经衰弱者不宜常食。辛类的食物是走气的。肺主气，如果肺出现了问题，就不能吃辛味食物。

下面为大家介绍两种食物中养肺的高手：

1. 秋梨枇杷膏，生津润肺好榜样

枇杷，又称腊兄、金丸、卢橘等，因外形似琵琶而得名。李时珍在《本草纲目》中说：枇杷"止渴下气，利肺气，止吐逆，主上焦热，润五脏"。这是因为枇杷中含有苦杏仁苷，能够润肺止咳、祛痰，治疗各种咳嗽。此外，枇杷中所含的有机酸，能刺激消化腺分泌，对增进食欲、帮助消化吸收、止渴解暑有一定的作用；枇杷果实及叶有抑制流感病毒作用，常吃可以预防四时感冒；枇杷叶可晾干制成茶叶，有泄热下气、和胃降逆之功效，为止呕之良品，可治疗各种呕吐呃逆。

需要注意的是：脾虚泄泻者忌食；枇杷含糖量高，因此糖尿病患者也要忌食。另外，枇杷仁有毒，不可食用。

肺色是白色，属秋天。白色的食品有补肺的作用。白木耳、百合、莲子有温肺止咳、益气滋阴的功效。白色的牛奶、豆浆富含蛋白质和钙，是营养型食品，宜每天进食。大米和小麦是人类的主食，含淀粉和蛋白质，亦需每天食用。但冬瓜相比于南瓜，白木耳相比于黑木耳，白萝卜相比于胡萝卜，白薯相比于红薯，蛋清相比于蛋黄，则多少显示出白色食物在营养上略显单薄。因此，白色食物最好作为配料与其他有色食物搭配食用，以求取长补短。

2. 杏仁补肺、润肠又养颜

中国人称名中医，就叫他"杏林高手"，此语出于三国。当时名医董奉常为人免费治病，病人家里为酬谢他，就在其宅旁种杏树一株，数年后，蔚成杏林，号称"董仙杏林"。从此，杏林即成为中医界的誉称。

而杏的种子杏仁，又名苦杏仁。《本草纲目》记载，杏仁味苦、性温、有小毒，入肺、大肠经，有止咳定喘、生津止渴、润肠通便之功效。李时珍说："杏仁能散能降，故解肌、散风、降气、润燥、消积，治伤损药中用之。治疮杀虫，用其毒也。治风寒肺病药中，亦有连皮尖用者，取其发散也。"

古代医圣孙思邈在《千金方》中，建议老年人逢到寒来暑往的季节，应多吃杏仁。这个方子，对头晕者也有奇效。

杏仁分苦杏仁和甜杏仁两种，临床应用多以苦杏仁为主。苦杏仁能止咳平喘，润肠通便，可治疗肺病、咳嗽等疾病；甜杏仁和日常吃的干果大杏仁偏于滋润，有一定的补肺作用；杏仁还有美容功效，能促进皮肤微循环，起到润泽面容，减少面部皱纹形成和延缓皮肤衰老的作用，另外用其制成粉霜乳膏涂于面部，可在皮肤表面形成一层皮脂膜，既能滋润皮肤，保持皮肤弹性，又能治疗色素痣等各种皮肤病。

我们平时如果偶感风寒，咳嗽不止，也可以试试喝杯杏仁茶和百合杏仁粥。

◎ 肾：水井

肾，俗称"腰子"，作为人体一个重要的器官，是人体赖以调节有关神经、内分泌免疫等系统的物质基础。肾是人体调节中心，人体的生命之源，主管着生长发育、衰老死亡的全过程。

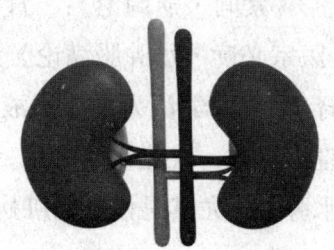

《黄帝内经》说："肾者，作强之官，

伎巧出焉。"这就是在肯定肾的创造力。"作强之官","强",从弓,就是弓箭,要拉弓箭首先要有力气。"强"就是特别有力,也就是肾气足的表现,其实我们的力量都是从肾来,肾气足是人体力量的来源。"伎巧出焉"是什么意思呢?伎巧,就是父精母血运化胎儿,这个伎巧是你无法想象的,是由父精母血来决定的,是天地造化而来的。

肾的功能主要有4个方面:主藏精,主水液代谢,主纳气,主骨生髓。

1. 肾藏精,主生长发育和生殖

肾的第一大功能是藏精。精分为先天之精和后天之精。肾主要是藏先天的精气。精是什么?精是维持生命的最基本的物质。这种物质基本上呈液态,所以精为水,肾精又叫肾水。肾还主管一个人的生殖之精,是主生殖能力和生育能力的,肾气的强盛可以决定生殖能力的强弱。

《内经·上古天真论》云:"女子……七七,任脉虚,太冲脉衰少,天癸竭,地道不通,故形坏而无子也。丈夫八岁,肾气实,发长齿更……五八,肾气衰,发堕齿槁……而天地之精气皆竭矣。"在整个生命过程中的生、长、壮、老的各个阶段,其生理状态的不同,决定于肾中精气的盛衰。故《素问》说:"肾者主蛰,封藏之本,精之处也。"平时应注意维护肾中精气的充盛,维护机体的健康状态。

中医学认为,当生殖器官发育渐趋成熟时,肾中精气充盛,此时产生一种叫天癸的物质,它可以促进人体生殖器官发育成熟和维持人体生殖功能。

2. 肾主管水液代谢

《素问·逆调论》:"肾者水脏,主津液。"这里的津液主要指水液。《医宗必读·水肿胀满论》说:"肾水主五液,凡五气所化之液,悉属于肾。"中医学认为人体水液代谢主要与肺、脾、肾有关,其中肾最为关键。肾虚,气化作用失常,可发生遗尿、小便失禁、夜尿增多、尿少、水肿等。尤其是慢性肾脏病的发生发展与肾密切相关。

3. 肾主纳气

肾的第二大功能是纳气，也就是接收气。《医碥》中记载："气根于肾，亦归于肾，故曰肾纳气，其息深深。"《类证治裁·喘证》中说："肺为气之主，肾为气之根。肺主出气，肾主纳气，阴阳相交，呼吸乃和。若出纳升降失常，斯喘作矣。"气是从口鼻吸入到肺，所以肺主气。肺主的是呼气，肾主的是纳气，肺所接收的气最后都要下达到肾。临床上出现呼吸浅表，或呼多吸少，动则气短等病理表现时，称为"肾不纳气"。

4. 肾主骨生髓

《素问·痿论》说："肾主身之骨髓。"《病机沙篆》指出："血之源在于肾。"《侣山堂类辨》认为："肾为水脏，主藏精而化血。"这里髓包括骨髓、脊髓、脑髓。老年人常发生骨质疏松，就与肾虚，骨骼失养有关。中医认为血液的生成，其物质基础是"精"和"气"，精包括水谷精微和肾精，气是指自然之清气。慢性肾衰患者常出现肾性贫血，就与肾虚密切相关。

中医学认为，肾是先天之本，也就是一个人生命的本钱，人体肾中精气是构成人体的基本物质，与人体生命过程有着密切的关系。人体每时每刻都在进行新陈代谢。肾脏将这些有害物质通过尿排出体外，以调节机体水、电解质和酸碱平衡，保持生命活动的正常进行。所以要保持健康、延缓衰老，应保护好肾脏功能。

冬季的主气为寒，寒为阴邪，易伤人体阳气，阴邪伤阳后，人体阳气虚弱，生理功能受到抑制，就会产生一派寒象，常见情况有恶寒、脘腹冷痛等。另外，冬季是自然界万物闭藏的季节，人体的阳气也要潜藏于内，由于阳气的闭藏，人体新陈代谢水平相应降低，因而需要生命的原动力"肾"来发挥作用，以保证生命活动适应自然界的变化，人体能量和热量的总来源是肾，也就是人们常说的"火力"，"火力"旺说明肾脏功能强，生命力也强，反之生命力就弱。冬天，肾脏功能正常则可调节机体适应严冬的变化，否则将会导致心脏代谢失调而发病。因此，冬

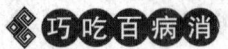

季养生的重点就是"防寒固肾"。

《灵枢·天年》中,黄帝问岐伯,有人不能寿终而死的原因。岐伯回答:"薄脉少血,其肉不实,数中风寒……故中寿而尽也。"其中"数中风寒"便是早亡的一个重要原因。所以我们要健康、要长寿,就要防寒。现在很多人,尤其是时尚女性,冬天的时候,上身穿得厚厚的,下面却只穿条裙子。这样的装束,虽然美丽,但对身体的伤害是无穷的。俗话说"风从颈后入,寒从脚下起"。虽然血总是热的,但很多人气血虚弱,或阳气不足,新鲜血液很难循环到脚上去,没有热血的抵挡,寒气便会乘虚从脚下侵入,所以为了您的健康,请穿上棉鞋、厚袜子和暖裤吧。

冬三月,这个季节寒水结冰,地表干裂,一派生机闭塞之象。人在此时千万不要扰动阳气的收藏,起居应该早睡晚起,早睡以养阳气,保持温热的身体。一定要等太阳出来了才起来活动,这时人体阳气迅速上升,血中肾上腺皮质激素的含量也逐渐升高,此时起床,则头脑清醒、机智灵敏,而且早晨空气中负氧离子浓度高,对人体也非常有益。

冬季属阴属水,要藏得住才能保证春季的生发。因此,冬季一定要养好肾阴,要收敛,澡都要少洗,每周一到两次,但可以每天用热水泡脚。这样才能养住体内已经收敛的阳气,所谓"无扰乎阳"。

衣服要穿暖,多晒太阳,冬天不宜洗冷水澡,也不提倡冬泳,以免阳气耗损太大;多吃温补性食物,这些食物能温暖人身,驱除寒邪。温热性食物主要指温热及养阳性食物,如羊肉、牛肉、鸡肉、狗肉、鹿茸等,冬天以炖食最好。其中,羊肉和鸡肉是冬天温补的主要肉食品,羊肉的膻味可用花椒、料酒及大蒜去除。鸡是中国传统的补品,俗话说:"逢九一只鸡,来年好身体。"就是说要多吃鸡,冬天喝鸡汤最好。多吃益肾食品,如腰果、芡实、山药熬粥、栗子炖肉、白果炖鸡、大骨头汤、核桃等;多吃黑色食品,因黑色入肾,如黑木耳、黑芝麻、黑豆、黑米、乌骨鸡等"黑色食品"都可补肾;多吃冬令节气菜,如萝卜,萝卜可顺气,还有抗癌作用;多吃养阴食物,如龟、鳖、鱼、海参、甲鱼等。

另外，中医认为肾藏精，是人的生命之本。房事不节，会损伤肾精，久而久之，便会使肾气亏损，产生精神萎靡、耳目失聪、面容憔悴、皮肤干枯等未老先衰的症状。冬季与肾脏相应，因此这个季节应节制性生活，以保肾固精。

中医认为，肾有藏精，主生长、发育、生殖，主水液代谢等功能，被称为"先天之本"。肾亏精损是引起脏腑功能失调、产生疾病的重要因素之一。故许多养生家把养肾作为抗衰防老的重要措施。

可以说，人体衰老与寿命的长和短在很大程度上取决于肾气的强弱。《黄帝内经》指出："精者，生之本也。"《寿世保元》云："精乃肾之主，冬季养生，应适当节制性生活，不能恣其情欲，伤其肾精。"

◎ 皮肤健康——吃出你的美丽

◆ 豆浆

豆浆含有丰富的植物蛋白，磷脂，维生素 B_1、维生素 B_2、烟酸和铁、钙等矿物质，特别是铁的含量，比其他任何乳类都丰富。豆浆是防治高血脂、高血压、动脉硬化等疾病的理想食品。多喝鲜豆浆可预防老年痴呆症，防治气喘病。豆浆对于贫血病人的调养，比牛奶作用要强，以喝热豆浆的方式补充植物蛋白，可以使人的抗病能力增强，调节中老年妇女内分泌系统，减轻并改善更年期症状，延缓衰老，减少青少年女性面部青春痘、暗疮的发生，使皮肤白皙润泽。

医学认为豆浆性质平和，有补虚润燥、清肺化痰之功；女人喝豆浆好处多多，春秋饮豆浆，滋阴润燥，调和阴阳；夏饮豆浆，消热防暑，生津解渴；冬饮豆浆，祛寒暖胃，滋养进补。

女人多贫血，女人喝豆浆的好处还在于豆浆对贫血病人的调养作用比牛奶要强。进入中老年的女人喝豆浆，还可调节内分泌、延缓衰老；

青年女性喝豆浆,则美白养颜淡化暗疮。此外,豆浆中含有一种特殊的植物雌激素"黄豆苷原",这种物质可调节女性内分泌,每天坚持喝鲜豆浆的女性,可明显改善心态和身体素质,延缓衰老,美容养颜。

研究认为,女性衰老和雌激素减少有关,而鲜豆浆中大名鼎鼎的大豆异黄酮、大豆蛋白等,是公认的天然雌激素补充剂,可预防危害女性健康的癌症如子宫癌、乳腺癌等。

如果你因为长期吃避孕药、内分泌失调而导致体内雌激素过多,豆浆又可以帮你去平衡。所以,要想保持年轻,保持皮肤的水润光滑,不妨每天饮用两杯鲜豆浆。

◆ 樱桃

樱桃含铁极其丰富,每百克鲜果肉中铁含量是同量山楂的13倍,苹果的20倍,含量为各种水果之首。

铁是血红蛋白的原料,而妇女又以阴血为本,因此樱桃除能美肤红颜外,还有助治疗孕妇、乳母贫血及月经过多、崩漏等多种妇科病症。

樱桃除了含铁量高之外,更有平衡皮质分泌、减慢老化的维生素 A;活化细胞、美化肌肤,令双眼有神及治疗月经不调的维生素 B_2、铁、钙、磷及补充肌肤养分的维生素 C;除具美容功效外,更有食疗保健作用,如补中益气、收涩止痛等。

樱桃不仅味美,它还具有一定的药用价值。樱桃作为药用,最早见于梁陶弘景《名医别录》,谓其能"调中,益脾气"。中医认为樱桃性味甘、温、无毒,具有益气、祛风湿的功效,可以用于治疗虚证,能大补元气,滋润皮肤。樱桃生食或煎汤饮用,能补脾益气,可以治疗病后体弱、食欲不振、失眠等症。浸酒饮服,能祛风除湿,治疗四肢麻木和关节疼痛。樱桃汁外擦可治疗冻疮、烧伤和汗斑等皮肤病。

◆ 菠菜

菠菜,又叫波斯菜、赤根菜。《本草纲目》中认为,食用菠菜可以"通血脉,开胸膈,下气调中,止渴润燥"。古代阿拉伯人也称它为"蔬菜之王"。

《本草求真》记："菠菜，何书皆言能利肠胃。盖因滑则通窍，菠菜质滑而利，凡人久病大便不通，及痔漏关塞之人，咸宜用之。又言能解热毒、酒毒，盖因寒则疗热，菠菜气味既冷，凡因痈肿毒发，并因酒湿成毒者，须宜用此以服。且毒与热，未有不先由胃而始及肠，故药多从甘入，菠菜既滑且冷，而味又甘，故能入胃清解，而使其热与毒尽从肠胃而出矣。"可见菠菜有一定的排毒作用，菠菜长于清理人体肠胃的热毒。

现代医学研究表明：菠菜含有丰富的维生素C、胡萝卜素、蛋白质，以及铁、钙、磷等矿物质。除含有丰富的营养元素外，菠菜还有以下功效。

（1）通肠导便、防治痔疮：菠菜含有大量的植物粗纤维，具有促进肠道蠕动的作用，利于排便，且能促进胰腺分泌，帮助消化。对于痔疮、慢性胰腺炎、便秘、肛裂等病症有治疗作用。

（2）促进生长发育、增强抗病能力：菠菜中所含的胡萝卜素，在人体内转变成维生素A，能维护正常视力和上皮细胞的健康，增加预防传染病的能力，促进儿童生长发育。

（3）保障营养、增进健康：菠菜中含有丰富的胡萝卜素、维生素C、钙、磷及一定量的铁、维生素E等有益成分，能供给人体多种营养物质；其所含铁质，对缺铁性贫血有较好的辅助治疗作用。

（4）促进人体新陈代谢：菠菜中所含微量元素物质，能促进人体新陈代谢，增进身体健康。大量食用菠菜，可降低中风的危险。

（5）清洁皮肤、抗衰老：菠菜提取物具有促进培养细胞增殖的作用，既抗衰老又能增强青春活力。我国民间以菠菜捣烂取汁，每周洗脸数次，连续使用一段时间，可清洁皮肤毛孔，减少皱纹及色素斑，保持皮肤光洁。

如果你的脸色不佳就请常吃菠菜，它对缺铁性贫血有改善作用，能令人面色红润，光彩照人，因此被推崇为养颜佳品。菠菜叶中含有一种类胰岛素样物质，其作用与胰岛素非常相似，能使血糖保持稳定。菠菜丰富的维生素含量能够防止口角炎、夜盲等维生素缺乏症的发生。菠菜含有大量的抗氧化剂，具有抗衰老、促进细胞增殖作用，既能激活大脑功能，又可增强青春活力，有助于防止大脑的老化，防治老年痴呆症。每周食用2～4次菠菜的中老年人，可降低视网膜退化的危险，从而保护视力。电脑工作者、爱美的人应常食菠菜。

菠菜含有较多的草酸，吃之前最好用开水焯一下。菠菜含铁高但吸收率并不高，不宜作为专用补血食物。

◆ 丝瓜

丝瓜，又称天罗、蛮瓜、吊瓜、布瓜，为葫芦科一年生攀缘性草本植物。原产于南洋，明代引种到我国，是人们喜爱的日常蔬菜。丝瓜所含各类营养在蔬菜类食物中较高。

丝瓜含蛋白质、脂肪、碳水化合物、钙、磷、铁及维生素 B_1、维生素 C，还有皂苷、植物黏液、木糖胶、丝瓜苦味质、瓜氨酸等。中医认为，丝瓜性凉、味甘，具有清热、解毒、凉血止血、通经络、行血脉、美容抗癌等功效，并可治疗诸如痰喘咳嗽、乳汁不通、热病烦渴、筋骨酸痛、便血等病症。

丝瓜富含多种营养成分，仅蛋白质的含量就比黄瓜、冬瓜高出1～2倍，钙的含量也比其他瓜类高出1～2倍。丝瓜中含防止皮肤老化的维生素 B_1，增白皮肤的维生素 C 等成分，能保护皮肤、消除斑块，使皮肤洁白、细嫩，是不可多得的美容佳品。丝瓜独有的干扰素诱生剂，可刺激机体产生干扰素，起到抗病毒、防癌抗癌的作用。丝瓜还含有皂苷类物质，具有一定的强心作用。经研究证明，丝瓜汁还有清洁护肤、美容的功效，对于治疗皮肤色素沉着可起到一定作用。所含皂苷类物质、丝瓜苦味质、黏液质、木胶、瓜氨酸、木聚糖等物质对人体具有一定的保健作用。

◎ 远离伤"心"损"脑"食品

伤心损脑的食物，主要分为6种。每一种都是我们常见和常吃的食物，所以，读者朋友应该注意节制了。

1. 油炸食品

油炸食品是我国传统的食品之一，无论是逢年过节的炸麻花、炸春卷、炸丸子，还是每天早餐所食用的油条、油饼、面窝；儿童喜欢食用的洋快餐中的炸薯条、炸面包以及零食里的炸薯片、油炸饼干等，无一不是油炸食品。油炸食品因其酥脆可口、香气扑鼻，能增进食欲，所以深受许多成人和儿童的喜爱，但经常食用油炸食品对身体健康却极为不利。

由于油脂的固有香味，油炸类食品常使孩子们于不知不觉中"上瘾"。因此，人们更应该明确这类食品的危害：首先，油炸食品含有较高的能量，50克油炸馒头的能量是50克蒸馒头的2倍。经常进食油炸食物往往造成体内能量的"正平衡"，从而导致肥胖和与肥胖相关的一系列疾病（如高脂血症、冠心病、糖尿病、脂肪肝等）；其次，油炸食品含有较高的氧化物质，是导致高脂血症和冠心病的最危险的食品；还有，在食品油炸过程中，会产生大量的致癌物质。

因此，尽量不吃油炸食物，在进食油炸食物后，可多吃青菜水果，以求营养素平衡。

2. 罐头类食品

罐头类食品的最大缺陷是营养素含量重度缺失。不论是水果类罐头，还是肉类罐头，其中的营养素都遭到大量的破坏，特别是各类维生素几乎被破坏殆尽。此外，很多水果类罐头出于保质和口感的需要，含有较高的糖分，并以液体为载体被摄入人体，使糖分的吸收率因之成倍地增高。可在进食后短时间内导致血糖大幅攀升，胰腺负荷大为加重，有导致肥胖之嫌。

3. 加工的肉类食品（火腿肠等）

可以说，除腌制食物外，加工的肉类是含亚硝酸盐最多的一类食物，故与腌制食物一样，均存在导致癌症的潜在风险。此外，由于添加防腐剂、增色剂和保色剂等，造成人体肝脏负担加重。还有，火腿等制品大多为高钠食品，大量进食可导致盐分摄入过高，造成血压波动及肾功能损害。

4. 肥肉和动物内脏类食物

虽然含有一定量的优质蛋白、维生素和矿物质，但肥肉和动物内脏类食物因含有大量的饱和脂肪和胆固醇，已经被确定为导致心脏病的最重要的两类膳食因素。现已明确，长期大量进食动物内脏类食物可肯定性地、大幅度地增高患心血管疾病和恶性肿瘤的发生风险。

然而，对于需要补充铁质的贫血儿童，每周进食1~2次（每次50~100克）猪肝是允许的。

5. 奶油制品

能量密度很高，但营养素含量并不丰富，主要为脂肪和糖。常吃奶油类制品可导致体重增加，甚至出现血糖和血脂升高，导致心脑血管疾病发病风险增加。饭前食用奶油蛋糕等，还会降低食欲。高脂肪和高糖成分常常影响胃肠排空，甚至导致胃食管反流。很多人在空腹进食奶油制品后出现反酸、胃灼热等症状。

6. 方便面

方便面属于典型的"高盐、高脂、低维生素、低矿物质"的食物。一方面，因盐分含量高增加了肾负荷，升高血压；另一方面，含有一定量的人造脂肪（反式脂肪酸），对心血管有相当大的负面影响。加之含有防腐剂和香精，可能对肝脏等都有潜在的不利影响。

第2节 好的饮食习惯才能吃出健康来

◎ 暴饮暴食害处多

暴饮暴食是指在短时间内进食大量食物，超过胃肠功能的负荷。暴饮暴食是一种不良的饮食习惯，会给健康带来很大危害。尤其是节假日，这种现象更加严重，所以暴饮暴食被称为"节日综合征"。

古人根据长期的养生经验早就提出了"过饱伤人，饿治百病"的说法。从近期反应看，过饱会影响胃肠道的生理功能；从远期反应看，过饱会使体内的热量过剩，引起肥胖，并可加速衰老进程。从营养素吸收的角度看，一次性摄入大量优质食物，会使其中的大部分营养素（如蛋白质等）无法被充分吸收，从而造成浪费。

暴饮暴食后会出现头昏脑胀、精神恍惚、肠胃不适、胸闷气急、腹泻或便秘，严重的还会引起各种疾病。

（1）胃肠炎。暴饮暴食可加重胃肠负担，导致胃肠功能紊乱或受到病毒、细菌感染，出现胃肠黏膜充血、水肿、黏液增多而致单纯性急性胃肠炎，表现为上腹不适、疼痛、呕吐、腹泻等症状，严重者可引起发热、脱水、酸中毒等。

（2）胰腺炎。暴饮暴食及酗酒，不仅可引起胰液大量分泌，造成胰管内压力增高，而且还可促使胃和十二指肠乳头水肿，致使胰管扩张而发生急性胰腺炎，表现为突发腹痛、发热、恶心、剧烈呕吐，并有脉搏细速、血压下降等休克症状。由于其发病急，病情凶险，需及时送医院救治。

（3）胆囊炎。暴饮暴食及大量饮酒所致的胰液大量分泌及胆道口括约肌痉挛，可使胰液反流入胆囊，被胆汁激活的胰酶便可引起急性胆囊炎，出现剧烈胆绞痛，并向右肩胛下区放射，同时还可伴发热、呕吐、右下腹压痛明显等症状，病情较重者应及时送医院救治。

（4）美味综合征。由于短时间内食用了大量的鸡、鸭、鱼、肉等美味佳肴，使人出现头昏、心慌等一系列症状。其原因是食入的食品中含有较多的谷氨酸钠，它是味精的主要成分，具有刺激味觉、增进食欲的作用。但如果食入过多，它会分解成谷氨酸，使新陈代谢出现异常，导致疾病的发生。除此之外，研究还发现，暴饮暴食后2小时，发生心脏病的概率是正常情况的4倍。

因此，俗话说得好，"少吃多滋味，多吃少滋味"，为了你能有个好身体，请千万不要暴饮暴食。

那么，如何根除暴饮暴食这个坏习惯呢？

（1）生活要尽量规律、放松心态，做好预防工作，增强抵抗力，少熬夜，多吃清淡健康食品。

（2）定时进餐，并且最好在肚子饱的时候吃东西，不要等很饿了再进食。

（3）对美味佳肴应该以品尝为主，一次不宜吃得过多、过饱。

（4）在烹调菜肴时，最好不加或少加味精，多吃富含纤维素、维生素的新鲜蔬菜、水果，以促进胃肠蠕动。

（5）不要用食物来使自己平静。有一些小的动作，也能让你感到轻松和舒服，吃东西并不是唯一的方法，比如擦亮自己的指甲、读几行小诗等。只要每天计划性地做一两件事，就可以缓解由压力导致的暴饮暴食了。

◎ 细嚼慢咽身体壮

这一句民间谚语是讲吃饭时要细嚼慢咽，这是很细节的问题。细嚼慢咽只是一种单纯的口腔动作，但并不只是关系到口腔的问题，它对于人的健康与疾病的防治都有很大的影响。如果人们能在吃饭时养成细嚼慢咽的习惯，也是养生之妙道。

我国历代医学家和养生家都非常看重吃饭时的细嚼慢咽。唐代名医孙思邈在《每日自咏歌》中云："美食须熟嚼，生食不粗吞。"明朝郑

第二章 做自己的营养医生

瑄《昨非庵日纂》中云:"吃饭须细嚼慢咽,以津液送之,然后精味散于脾,华色充于肌。粗快则只为糟粕填塞肠胃耳。"清代医学家沈子复在其书《养病庸言》中说:"不论粥饭、点心、肴品,皆嚼得极细咽下,饭汤勿作牛饮,亦徐呷徐咽。"这些说的都是进食时应细嚼慢咽,狼吞虎咽不可取。

现代社会患口腔疾病的人越来越多,这与所吃的食品太精细以及"狼吞虎咽"不无关系。而细嚼慢咽则对人体的健康有着许多好处。

(1)预防口腔疾病。反复咀嚼可让口腔有足够的时间分泌唾液,而唾液中含有多种消化酶及免疫球蛋白,不但有助于食物的消化,还有杀菌作用,可预防牙周病。

(2)增进营养吸收。充分咀嚼让食物变得细小,使之与消化酶完全混合,被分解成分子更小的物质,便于人体吸收。

(3)增强食欲。细嚼慢咽可让人的牙齿和舌头感受到食物的美好滋味,从而对中枢神经产生良好的刺激,产生食欲。

(4)减少胃肠道疾病。通过细嚼慢咽的食物,因在口腔中已对食物作了精细的加工,所以可减少胃肠道加工的负担,有利于胃肠道的健康。

(5)有利于减肥。狼吞虎咽者因血糖值上升较慢,只有在胃中充满食物时才有饱腹感,由于进食太多,必然促使肥胖。

(6)促进血液循环。多咀嚼具有改善脑部血液循环的作用。咀嚼时,下颌肌肉牵拉该部位的血管,加速了太阳穴附近血液的流动,从而改善心脑血液循环。

(7)有利于防癌。唾液中含有过氧化酶,可去除食物中某些致癌物的致癌毒性。经过实验发现,唾液腺的分泌物与食物中的黄曲霉毒素、亚硝胺、苯并芘等多种致癌物接触32秒钟以上就有分解其致癌毒性的作用。细嚼慢咽使口腔分泌更多的唾液,并与食物中的致癌物充分接触,可以减少致癌物对人体的危害。嚼的次数愈多,抗癌作用愈强。

那么,怎样才能达到慢食的要求呢?你可以饭前喝水或喝点淡汤以

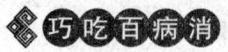

增加饱感,或者多吃耐咀嚼的食品,如红薯条、鱼干、带骨鱼、带刺鱼、鱼头、鸭头、鸡头、螃蟹、牛肉干、甘蔗、五香豆、玉米等。

另外,吃饭的时候要专心,不要一边吃饭,一边看电视或看书,或者边吃边说,这样就会忽略对食物的咀嚼,也会阻碍食物营养的摄入,甚至会营养不良。

◎ 好的早餐是健康的第一步

人体经过一夜睡眠,体内储存的葡萄糖已消耗殆尽,这时急需补充能量与营养,然而不少人并不重视早餐的食用,经常只是随便吃一点,或干脆不吃。这样的确省事,但对健康的影响却不可忽视。是否食用早餐,如何搭配早餐的品种,对人体健康的影响都至关重要。

经医学研究表明,人体能量的主要来源是血液中的糖即血糖,血糖的多少决定人的身体能够产生多少能量,而能量的多少则决定人的精力和自我感觉。早餐对人体血糖水平有直接影响作用。

一般情况下,上午身体消耗的热量很多。而从晚餐取得的热能,满足不了次日上午对热能的需求。特别是青少年,肝脏还不能储存大量的肝糖原,因此更容易出现热能不足的现象。如果不吃早餐,血糖减少,大脑功能将随之下降,注意力分散,精神不集中,使工作学习都不能正常进行。

另外,不吃早餐,容易患消化道疾病、胆结石,加速衰老,导致肥胖,影响儿童发育等。为了避免疾病的威胁并保持充沛的精力,最好的方法就是吃好早餐。吃好早餐,还要注意以下几个问题:

1. 早餐时间:7:30

人在睡眠时绝大部分器官都得到了充分休息,而消化器官却仍在消化吸收晚餐存留在胃肠道中的食物,到早晨才渐渐进入休息状态。若早餐吃得太早,势必会干扰胃肠的休息,使消化系统长期处于疲劳应战的状态,扰乱肠胃的蠕动节奏。所以,在7点左右起床后20~30分钟吃早餐最合适,因为这时人的食欲最旺盛。

2. 早餐食品:温热、柔软

(1)早餐宜少不宜多。饮食过量会超过胃肠的消化能力,使食物不能被消化吸收,久而久之,会使消化功能下降,引起胃肠疾病。另外,大量的食物残渣储存于大肠中,被大肠中的细菌分解,其中蛋白质的分解物会经肠壁进入血液中,对人体十分有害,导致人体易患血管疾病。

(2)早餐不适宜过硬。由于清晨人体的脾脏困顿呆滞,常使人胃口不开、食欲不佳,故早餐不宜进食油腻、煎炸、干硬以及刺激性大的食物,否则易导致消化不良。因此,早餐适宜吃容易消化的温热、柔软食物,如牛奶、豆浆、面条、馄饨等,最好能喝点粥。如在粥中加些莲子、红枣等,将更有益于健康。

3. 不同人群早餐不同

(1)幼儿的早餐常以一杯牛奶、一个鸡蛋和一个小面包为佳。

(2)青少年比较合理的早餐是一杯牛奶、适量的新鲜水果或蔬菜、100克干点(面包、馒头、大饼或饼干等含碳水化合物较高的食品)。

(3)中年人较理想的早餐是一个鸡蛋、一碗豆浆或一碗粥、少量干点(馒头、大饼、饼干和面包均可),适量的蔬菜。

(4)老年人的早餐除了供应牛奶和豆浆以外,还可多吃粥、面条、肉松和花生酱等既容易消化,又含有丰富营养的食物。

◎ 午餐吃饱更要吃好

俗话说,"早吃好,午吃饱,晚吃少",可对上班族来说,午餐怎一个"饱"字了得!午餐不仅要补充大半天消耗的能量,还要保证下午工作的精力和效率。而且午餐和身体健康息息相关,你不重视它,它可能给你找"病",而且多数是慢性病。

营养专家说,现在的年轻人生活和工作压力比较大,但午餐多是凑合吃。很多人午饭都在外面打游击,只求填饱肚子完事。天长日久会造成下面这些隐患。

（1）胃病。很多人都有这种经历，工作几年后，胃就不知不觉出了问题，主要原因就在于午餐的不规律和马虎。

（2）精力不济。作为脑力、体力双料重压下的现代职业人，经过一个上午的辛苦工作，中午如果混一顿没有营养的饭食，午后的工作精力肯定打折。

（3）厌食。很多职业人不是忙得没了食欲，而是午餐的游击战让他们吃倒了胃口，在小饭馆炒菜族常常会因为它们的卫生情况而牢骚不断；每天到了餐饮店却提不起兴趣吃饭；而水饺或面条族却因为天天对着老三样而丧失好胃口。

（4）发胖。与之相对，人们在午间没有得到照顾的胃口通常会保留到晚餐时恶补一番。自家的菜也好，和家人相聚时的气氛也好，吃得津津有味，不知不觉就违背了饮食的规律：晚餐要少。

营养专家指出，不规律的饮食会造成身体代谢紊乱以及胃纳差等消化系统疾病。专家建议，吃午餐时有意识地选择食物的种类，可以起到平衡营养的作用。

根据营养专家的分析，一份健康的午餐应具备以下元素。

（1）选择不同种类、不同颜色的蔬菜。

（2）食物应以新鲜为主，因为新鲜食物的营养价值最高。

（3）多进食全麦食品，避免吸收过高热量和脂肪。

（4）应尽量少食盐。

如果长时间坚持上述健康的饮食方式，不仅患疾病的概率降低，而且还有可能比预期寿命延长15年。

◎ 注意工作餐的"五不主义"

1. 辣椒过量不利身体

适量吃辣椒能开胃，有利于消化吸收，但不能过量。太辣的食品对于患胃溃疡的人就不合适，对口腔和食管也会造成刺激。吃得太多，容易令食道发热，破坏味蕾细胞，导致味觉丧失。

2. 面食不是工作的"动力之源"

中午如果仅仅吃一碗面，其中蛋白质、脂肪、碳水化合物三大营养素的摄入量是不够的，尤其是一些矿物质、维生素等营养素更是缺乏。再说，由于面食会很快被身体吸收利用，饱得快也饿得快，对于下午工作强度大的人来说，它们所能提供的热量是绝对不够的。

3. 不可用水果代替正餐

有的人为了减肥，中午以水果代替正餐。其实水果与蔬菜各有营养特点，两者不能相互代替。各种蔬菜都含有丰富的膳食纤维，能促进肠蠕动，让肠胃新陈代谢保持正常。

4. 不要喝酒，以免影响工作质量

酒的主要成分是酒精，它对人的大脑有强烈的麻痹作用。如果一次饮用较多的酒，会使人的意识在很长一段时间内处于混乱状态，从而无法控制自己的情绪和行为。所以中午最好不要喝酒。

5. 吃饭过快、过饱不利于下午工作

吃饭求速度不利于机体对食物营养的消化吸收，还会影响胃肠道的"加工"负担。如果吃饭求速度，还将减缓胃肠道对食物营养的消化吸收过程，从而影响下午脑力或体力工作能力的正常发挥。

◎ 精心配备自己的晚餐

早餐要看"表"，午餐要看"活"，只有到了晚上才能真正放松下来稳坐在餐桌前，美美地大吃一顿，这是大部分上班族的饮食习惯。殊不知，这是极不符合养生之道的，医学研究表明，晚餐不当是引起多种疾病的"罪魁祸首"。

越来越多的科研成果表明，危害人类健康的高血脂、心血管疾病、糖尿病、肥胖症以及癌症等，部分与饮食不当有关。特别是晚餐摄入

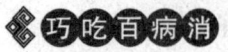

不当，很容易导致多种疾病，最常见的疾病有以下9种：肥胖症、高血脂、高血压、糖尿病、冠心病、急性胰腺炎、肠癌、尿道结石、神经衰弱。

由此可见，晚餐与身体健康有着密切的联系，那么如何吃好晚餐呢？

1.晚餐早吃少患结石

晚餐早吃是医学专家向人们推广的保健良策。据有关研究表明，晚餐早吃可大大降低尿路结石的发病率。

人的排钙高峰期常在进餐后4~5小时，若晚餐过晚，当排钙高峰期到来时，人已上床入睡，尿液便滞留在输尿管、膀胱、尿道等尿路中，不能及时排出体外，致使尿中钙不断增加，容易沉积下来形成小晶体，久而久之，逐渐扩大形成结石。所以，傍晚6点左右进晚餐较合适。

2.晚餐素吃可防癌

晚餐一定要偏素，以富含碳水化合物的食物为主，而蛋白质、脂肪类吃得越少越好。

由于大多数家庭晚餐准备时间充裕，吃得丰富，这样对健康不利。据科学研究报告，晚餐时吃大量的肉、蛋、奶等高蛋白食品，会使尿中的钙量增加，一方面降低了体内的钙贮存，诱发儿童佝偻病、青少年近视和中老年骨质疏松症；另一方面尿中钙浓度高，罹患尿路结石病的可能性就会大大提高。

另外，摄入蛋白质过多，人体吸收不了就会滞留于肠道中，会变质，产生氨、硫化氢等毒质，刺激肠壁，诱发癌症。若脂肪吃得太多，可使血脂升高。研究资料表明，晚餐经常吃荤食的人比吃素者的血脂要高2~3倍。

3.晚餐避甜防肥胖

晚餐和晚餐后都不宜经常吃甜食。国外科学家曾以白糖摄入进行研究发现，虽然摄取白糖的量相同，但若摄取的时间不同，会产生不同的结果。这是因为肝脏、脂肪组织与肌肉等的白糖代谢活性在一天24小时的不同阶段中会有不同的改变。摄取白糖后立即运动，就可抑制血液中中性脂肪浓度升高，而摄取白糖后立刻休息，结果则相反，久而久之就会令人发胖。

4. 晚餐适量睡得香

与早餐、中餐相比，晚餐宜少吃。晚间无其他活动，或进食时间较晚，如果晚餐吃得过多，可引起胆固醇升高，刺激肝脏制造更多的低密度与极低密度脂蛋白，诱发动脉硬化；长期晚餐过饱，反复刺激胰岛素大量分泌，往往造成胰岛β细胞提前衰竭，从而埋下糖尿病的祸根。

晚餐过饱还可使胃鼓胀，对周围器官造成压迫，胃、肠、肝、胆、胰等器官在餐后的紧张工作会传送信息给大脑，引起大脑活跃，并扩散到大脑皮层其他部位，诱发失眠。

◎ 为了身体健康，还是少吃零食为妙

现在越来越多的人，尤其是女孩子难以抵抗各种零食的诱惑。可是，在这些花花绿绿的小食品背后，却暗藏着危害健康的隐患！还是少吃零食为妙！

零食也有健康等级。营养学家把零食分成了"红黄绿"三个级别，应该选择绿色级别的零食，少吃黄色级别的零食，不吃红色级别的零食，这样生活才会更健康。

绿色级别的食物含丰富的营养素，糖分和脂肪相对较低，适合作为日常零食。比如低脂乳酪、含粗纤维的饼干或一般的巧克力饼干、不太甜的面包和三明治，等等。如果不是很饥饿，提子、杏脯、无花果等也是很好的选择。此外，还有苹果片或香蕉片。这些食物吃起来又香又脆，不仅营养损失小，含脂肪、热量也较低，多吃不会导致发胖。

黄色级别的零食营养高，糖分也高。这类零食只适宜偶尔食用，长期食用对健康有害无益。这一级别的食物主要包括点心、果仁、有馅的甜面包、奶昔及巧克力奶，等等。很多人以为果仁对健康有益，因此大

量进食。其实，果仁的植物脂肪含量非常高，吃多了很容易导致肥胖。奶昔和巧克力奶都是乳类产品，可以为人体补充钙质，但同时糖分含量相当高，属高热量食物。

红色级别的零食是营养少、脂肪高的零食。这一级别的零食主要包括糖果、含糖分较多的巧克力、汽水和甜饮料、炸薯片或薯条、酥皮点心、奶油蛋糕以及街头油炸食物等。这类零食不仅营养含量少，而且糖分和脂肪含量极高，平时应尽量避免食用。尤其是某些人造奶油做成的蛋糕中，含有对心脏有害的反式脂肪酸；油炸的肉类中则可能含有苯并芘等致癌物质，更应小心。

许多人都有吃零食的习惯，但吃零食的危害不小，你应该杜绝下面几种不好的吃零食的习惯。

（1）不吃夜食。不少人在晚餐之后边看电视边吃零食，或者边听音乐边吃零食，更有甚者躺在床上吃零食。这样吃零食会过量进食，长此以往会导致体重超标，身体素质下降。

（2）不要过多吃油炸食品。当前我国大部分人的营养特点是：蛋白质和热量供给充足，脂肪和食盐过多，而钙、铁、锌、维生素 A、维生素 B_2 以及膳食纤维供给不足。因此，应适当减少脂肪供给，如炸薯片、锅巴以及油炸方便面等食物应少吃；脂肪含量过多的食品还包括奶油蛋糕、冰激凌、黄油类食品以及各种果仁，如花生、核桃等。

（3）不要过多食用高糖食品。所谓高糖食品，不仅包括加入蔗糖太多的甜食和糖果，也包括以淀粉为主要成分的食品，如膨化食品和饼干等。

（4）不要过多喝含糖饮料。当前市场上销售的饮料绝大多数含糖量较高，如各种果汁饮料、碳酸饮料、茶饮料等。

（5）不要大量进食冷饮。许多人吃冷饮成癖，无论春夏秋冬，一有机会就大吃冷饮。大量吃冷饮会使胃肠道温度骤降，局部血液循环减少，容易引起消化功能紊乱，同时还可能诱发经常性的轻微腹痛，从而影响身体健康。

（6）不要以洋快餐充当零食。一些洋快餐脂肪含量太高，营养不均衡，对健康极为不利。

事实上，从零食本身来说，应该是无害的，但是一些人为因素，如不卫生、污染或乱加添加剂等，都会对人体造成危害。如果说吃零食有害的话，那是因为我们自身贪食或过于偏食，或者零食的脂肪、糖分含量过高，影响了正常的三餐进食，影响了消化和吸收。因此，对零食应该采取科学的态度，既不大力提倡又不能禁止，要适时、适度、适量。即选择两餐之间进零食，品种多样，控制总数。例如吃水果也要选择时间、品种和数量；幼儿的胃容量小，可以常备些糕点、糖果，以备充饥、调节口味和补充营养。

总之，我们的饮食还是主要以三餐为主，零食绝不能替代主食，食用应注意适时、适度、适量。

◎ 饭菜剩吃有讲究

时下，去饭店吃饭的人越来越多，吃不了的饭菜为了避免浪费，打包回家是常有的事。然而，你是否知道，哪些食物适合打包？打包回家后该怎么食用？这可都是有讲究的。

坚持以下的做法，就可以把健康贯彻到底了。

（1）鱼类和海鲜类可以打包回家。不过，这些东西到家后应尽快把它放进冰箱里，而且食用前一定要彻底加热，还应另加些酒和葱、姜等佐料，不仅能保鲜，还有一定的杀菌作用。若放置时间长，食用前应用醋腌制10分钟左右，以杀灭可能潜伏其中的副溶血性弧菌。

（2）肉类加热要加醋。肉类及动物类的食品打包回去之后再次加热，最好是加上一些醋。因为这类食品都含有比较丰富的矿物质，这些矿物质加热之后，都会随着水分一同溢出，那么，在加热的时候加上一些醋，这些物质遇到醋酸就会合成醋酸钙，不仅提高了它的营养价值，同时还有利于我们身体的吸收和利用。如果你想让它们的口味变得更加丰富的话，还可以适当加一些糖来调调味道。

（3）淀粉类食品最好在4小时之内吃完。由于富含淀粉的食品易被葡萄球菌寄生，而这类细菌的毒素在高温加热下也不会分解，解决不了变质问题。所以淀粉类食品最好在4小时内吃完。

（4）汤饭混吃不科学。汤饭混吃是一种很不科学的饮食搭配。所以，切不可为了省事，将打包回来的食物用一种汤饭混吃的方法将其囫囵吞下，小心会影响你的消化机能，引起胃病。

除此之外，我们还应该注意，吃剩水饺容易引起食物中毒，即便在感官上正常的也必须彻底加热后才可食用；剩下的汤菜、炖菜和炒菜等，必须先烧开热透；剩下的凉拌菜，酱、卤肉类应立即放入冰箱冷藏，吃时一定要回锅加热，或者改制为汤菜、炖菜。

◎ 新鲜不代表健康，生吃活食易伤身

专家认为，"生吃活食"不能作为一种饮食习惯进行倡导。因为有些未经加工或烹调过的天然食物存在一些能阻碍或抑制营养素吸收的成分，它们本身对人体并无毒害，但通过对营养素的抑制和干扰，就会造成肌体对某些营养素的吸收障碍，从而使人体出现营养缺乏症，影响健康。

1. 活鱼活吃

在一般人看来，活鱼好吃，进而把"活鱼活吃"视为最佳吃法。但是营养学家认为，无论从营养价值还是口味上，烹鲜活鱼或刚死不久的鱼，均非最佳选择。专家指出，鱼和其他动物一样，死后肌肉组织仍然继续进行着僵硬、自溶、腐化的生物化学反应。鱼死后，肌肉逐渐僵硬。处在僵硬阶段的鱼，肌肉组织中的蛋白质尚未被分解为氨基酸，这时烧的鱼吃起来肉质较硬，不够鲜嫩，且营养物质不易被人体吸收。鱼体经过高度僵化后，即开始软化，这就是自溶阶段。在这一阶段，鱼体中的蛋白酶使蛋白质逐渐分解为人体容易吸收的多种氨基酸。此时的鱼

肉质地松软，食后易于消化吸收，味道也最鲜美。鱼从僵硬到自溶，这个过程所需时间的长短，取决于环境温度，外界温度越高，时间越短。一般来讲，夏天放置2～3小时，冬天放置4～5小时，即可烹煮食用。

2. 七八成熟的涮羊肉

吃涮羊肉，不少人喜欢只涮到七八成熟，这很容易感染上旋毛虫病。羊的小肠里往往寄生旋毛虫的成虫，其膈肌、舌肌和肌肉中往往寄生旋毛虫的幼虫。如果吃太嫩的涮羊肉，旋毛虫活的幼虫便会进入人体，在人的肠道内1周即可发育为成虫，成虫互相交配后，经过4～6天，就可产生大量幼虫。这些幼虫进入血液，周游全身，最后定居于肌肉，可引起恶心、呕吐、腹泻、高热、头痛、肌肉疼痛以及腿肚子剧痛、运动受限等。幼虫若进入脑和脊髓，还能引起脑膜炎症状。

3. 半生不熟的蔬菜

不少人还喜欢吃半生不熟的蔬菜，认为鲜嫩可口，其实这样的蔬菜可能会有毒素。如未成熟的青西红柿中含有大量的生物碱，多食会出现恶心、呕吐等中毒症状。鲜芸豆（又名四季豆、刀豆）中含皂苷和血球凝集素，食生或半生不熟者都易中毒。秋扁豆，特别是经过霜打的鲜扁豆，含有大量的皂苷和血球凝集素。食前应用沸水焯透或热油炸，直至变色熟透，方可食用。鲜黄花菜中含有一种叫秋水仙碱的有毒物质，成人一次吃50～100克未经处理的鲜黄花菜便可中毒。但秋水仙碱易溶于水，遇热易分解，所以食前用沸水焯过，清水中浸泡1～2小时，即可解毒。晒干后的黄花菜无毒，可放心食用。

4. 生吃鸡蛋

有人认为，生吃鸡蛋有润肺及滋润嗓子的功效。其实，生鸡蛋内含有"抗生物素蛋白"和"抗胰蛋白酶"，前者能影响人体对蛋白质的吸收利用，后者能破坏人体的消化功能，所以鸡蛋应煮熟吃。

虽然生吃活食对健康不利，但对于有些蔬菜类食物来说，生吃确实更营养，专家提醒大家，6种蔬菜夏季需生吃，它们是黄瓜、西红柿、

柿子椒或尖椒、芹菜、大白菜、茄子。不过，蔬菜生吃和热吃互相搭配，对身体更有益处。比如萝卜种类繁多，生吃以汁多辣味少者为好，但其属于凉性食物，阴虚者还是熟食好。有些食物生吃或熟吃摄取的营养成分是不同的。比如番茄中含有能降低前列腺癌和肝癌风险的番茄红素，要想摄取就应该熟吃。但如果想摄取维生素C，生吃的效果会更好，因为维生素C在烹调过程中易流失。

◎ 管住自己的嘴

走在街上，我们无意中会发现现在的胖人真是越来越多了，特别是那些中年的男人女人很多都是大腹便便，这难道只是因为生活水平提高了吗？其实，肥胖的最大原因就是管不住自己的嘴，吃了不该吃的、吃的时间不对、吃得太多……这些不健康的膳食习惯都会让你越来越胖。

1. 三餐不正常，有一顿无一顿的

早晨赖床，11点钟才吃早餐，到了中午当然不饿，两三点才吃午饭，甚至到晚上才吃一天中的第二顿饭，晚上夜生活丰富，又狂吃夜宵……

对策：调整作息习惯，早睡早起，三餐规律进食，睡前3个小时不要吃东西，实在饿时可以吃个苹果或喝杯牛奶充饥。

2. 总是习惯在外面就餐

不喜欢自己下厨，觉得餐馆里做的东西更好吃，所以，几乎一天三顿都要在外面吃，实在不愿出去的时候就叫外卖。

对策：想想餐厅里的卫生状况吧，自己学做几个拿手的饭菜，享受一下制作美食的过程也不失为一种生活情趣。

3. 偏爱垃圾食物

明明知道鸡排、薯片、汉堡……这些是垃圾食物，但就是喜欢吃，戒不掉，还觉得是无上的美味。

对策：想象常吃这些高热量、营养价值低的食物，会变成像发福的面包一样可怕。是不是觉得应该警惕自己一下，还是忍一"食"风平浪静的好。

4. 剩下食物岂不是很浪费？还是都吃到肚子里吧

节俭是一种美德，虽然已经吃得很饱了，但是剩下倒掉总是觉得过于浪费，还是勉强吃下去吧。

对策：大家都知道吃七八分饱对身体是最好的，所以做饭的时候尽量少做一些，就算是做得多剩下了，也不要硬塞到肚子里去。

5. 看到别人吃就会想吃

常常看到别人吃东西就会想吃，明明不饿但就是嘴馋，吃得多又动得少，无形中身材也就越来越宽。

对策：嘴馋绝对是破坏身材的最大杀手，实在想吃东西的时候就吃点水果吧，或者是高纤苏打饼干，千万不要吃容易发胖的洋芋片和巧克力等。

6. 不论何时何地，对食物来者不拒

不论是看电视的时候，写作业的时候，看书的时候，还是无聊的时候、不开心的时候、感觉有压力的时候……总觉得手上一定要拿点东西吃心里才会踏实和平静。

对策：培养专心做事的习惯很重要，这样就不会总是惦记着吃东西，或者给自己设定一个目标，想着赶快完成手边的事就犒劳自己一下，这样时间不知不觉就会过去，想吃东西的感觉也就不那么强烈了。

7. 不爱喝水，渴了就想喝饮料

觉得白开水难以下咽，渴了就想喝饮料，吃饭的时候也要旁边放瓶饮料才能吃得有滋味。

对策：随身带一瓶水，慢慢培养自己喝水的习惯。实在想喝饮料的话，就以无糖绿茶、乌龙茶、牛奶或优酪乳来取代可乐、珍珠奶茶等热量高的饮料。茶类饮料解渴之余还可抗癌、除口臭和去油腻，但前提必须是无糖饮料；喝牛奶可增加钙质摄取；而优酪乳会给身体增加很多好的菌群。

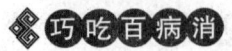

这些膳食的坏习惯，看看你有多少呢？如果有的话，赶快改正吧，这样你就不用担心自己的身材会变成胖熊猫啦。

◎ 合理膳食的"三二三一"原则

2008年，世界癌症研究基金会在北京发布了《食物、营养、身体活动与癌症预防》的报告，其中对改变不合理的膳食结构、科学饮食提出了意见和建议，这就是"三二三一"原则。

1. 第一个"三"是三种食物多多益善

这多多益善的三种食物，一种是十字花科蔬菜像花椰菜、甘蓝、卷心菜，花椰菜和羽衣甘蓝都是抗癌明星。研究显示，十字花科蔬菜可以减低患直肠癌、肺癌和胃癌的危险，专家认为，卷心菜等蔬菜中含有激活人体内天然的解毒酶的化学物质。而密歇根州大学的一项研究也表明，在患乳腺癌的概率上，一周吃3份以上生的或者稍微烹调一下的卷心菜的人，比那些一周只吃1.5份甚至更少的人患癌症的危险低了72%。

另外一种是高纤维食物。膳食纤维不仅能够促进肠道蠕动，还对女性乳房有益。瑞典研究人员跟踪调查了6万多名妇女，发现每天吃45份膳食纤维较多的全谷类食物的人患结肠癌的概率降低了35%。粗粮中不仅膳食纤维含量高，还可以清理掉两种与乳腺癌有关的激素——雌激素和胰岛素的多余部分。

还有一种是富含维生素D和钙的食物。维生素D和钙的结合有保护乳房和结肠的作用。乳制品富含维生素D和钙，美国《国家癌症研究所》杂志显示，经常食用乳制品的人降低了患直肠癌的危险，科学家认为是钙发挥了保护作用。维生素D和钙能抑制激素的影响，可以使人们在早期避开乳腺癌。

2. "二"是两种食物要经常吃

一是西红柿。西红柿能够降低罹患胃癌、卵巢癌、胰腺癌和前列腺癌的危险，其所含有的番茄红素有助于预防细胞受到损害。

二是浆果。浆果这种食物也有抗癌作用，草莓、黑莓和蓝莓都富含抗氧化剂，抗氧化剂可以防止细胞受到损害。

3. 第二个"三"是有三种食物要少吃

一是红肉要少吃，包括猪牛羊肉等。研究显示，结肠癌同饮食有密切关系，每天食用热狗和猪牛羊肉以及肉制品的人，患结肠癌的概率高于一般人。《美国医学协会》杂志调研显示，10年间每周吃两三次、每次28克加工肉制品的女性，患结肠癌的概率增加了50%；而长时间每天吃56克红色肉类的女性患直肠癌的危险增加了40%。除了结肠癌以外，还可能患上其他癌症，原因是肉类在高温烹调下和用硝酸钾等加工过程中，产生了致癌物质丙烯酰胺和苯并芘。

二是不要过量饮酒。过量饮酒会增加乳腺癌、结肠癌、食管癌、口腔癌和咽喉癌的危险。当然，酒并非一无是处，少量饮酒对心脑血管有益。但是，大量饮酒就适得其反，每饮必醉，不醉不归会直接损伤各部脏器。

三是脂肪含量高的食品要少吃。高脂肪食物不仅使人容易患心脑血管疾病，也容易患上癌症。少吃一些富含脂肪的食品可以减少患乳腺癌的概率。专家建议，由脂肪产生的热量不应该超过体内总热量的30%。一天食用60克脂肪食品，就可以产生1800千卡的热量，所以不宜过多摄入。但是，也不能因此就不吃含有脂肪的食物，因为脂肪中的饱和脂肪有益于心脑血管。所以，我们可以通过一些健康食品摄取饱和脂肪，比如富含饱和脂肪的鱼、坚果、橄榄油等。

4. "一"是要留意观察一种食物

这种食物就是大豆。我们知道，大豆中含有大豆异黄酮，是著名的植物雌激素，对缓解中年女性衰老有很大意义。而且，似乎没有长期服用雌激素易患女性特有的癌症的弊病。但是，研究人员发现，乳腺癌细胞在大豆分离化合物中会分裂增殖，食用之后是否会促进乳腺疾病的发生，还尚待观察。

◎ 食物本无好坏之分，关键就看你怎么吃

有人得病了会说是因为吃了"不好"的东西，其实，食物哪有什么好坏之分，只是看你会吃不会吃而已，一种菜可能你煮来吃就是很健康的，可是你偏偏喜欢腌制的，长期吃下来，可能就会导致癌症，这是食物不好吗？不，这只是因为你吃得不对。下面我们就介绍几种常见食品的正确吃法。

1. 鸡蛋

鸡蛋营养全面丰富，是百姓餐桌上不可或缺的食物，但错误的吃法也会让其营养白白流失。

鸡蛋不可生吃，也不可用热水、热豆浆、热牛奶等冲泡吃。因为这么做根本就做不熟，而且鸡蛋里的细菌也不能被杀死。炒鸡蛋也有同样的因素，所以只有煮鸡蛋才是最可取的。鸡蛋最好的吃法是煮和蒸，这样不仅保存了蛋白质、脂肪、矿物质等营养成分，而且维生素的损失也很小。煮鸡蛋的时候宜用文火，控制火候，以不"流黄"为宜。

还有人爱吃松花蛋，但是松花蛋中含有大量的铅，会造成神经质传导阻滞，引起记忆力衰竭、痴呆症等。人体摄铅过多，还会直接破坏神经细胞内的遗传物质脱氧核糖核酸的功能，不仅易使人患痴呆症，还会使人过早衰老。所以，松花蛋还是少吃为妙。

2. 大白菜

白菜是一种对身体非常好的蔬菜，富含大量维生素和对身体有益的纤维素，若要最大限度上保留营养，最好是生吃。可以把白菜用盐腌制一下再吃，时间不超过12小时。或者吃火锅，在开水中涮一下，直接吃营养才能最大限度地保留。另外，吃白菜时，还有几个方面需要注意：

（1）切白菜时，宜顺丝切，这样白菜易熟。

（2）烹调时不宜用煮焯、浸烫后挤汁等方法，以避免营养素的大量损失。

（3）腐烂的白菜含有亚硝酸盐等毒素，食后可使人体严重缺氧甚至

有生命危险。

（4）大白菜在沸水中焯烫的时间不可过长，最佳的时间为20～30秒，否则烫得太软、太烂，就不好吃了。

3. 花生米

花生米俗称"长生果"，其营养丰富，药用价值也比较高，但是吃法不同，花生米对人体的价值也不一样。那么，怎样吃花生米好呢？

（1）有人喜欢生食花生米，觉得这样最天然。但是，花生在地里生长时，其外壳多被病菌或寄生虫卵污染，生食时很容易受其感染而患各种疾病。如果吃了被鼠类污染的生花生米，还会患流行性出血热。另外，花生米里含有大量脂肪，如果过多生食还会引起消化不良、腹痛腹泻。因此，不要生食花生米。

（2）也有人经常喜欢吃香香的炒炸花生米，而花生米经过火炒或油炸以后，其所含的维生素会被炒炸时的高温破坏掉，蛋白质、纤维素和新鲜花生衣也会部分碳化或全部碳化，这样其营养价值和药用价值也就很低了。所以，火炒或油炸的花生米也不够健康。

（3）吃花生米最健康的方式就是水煮，水煮花生米能完好地保存其营养成分和药用成分，而且味道非常鲜美，食后对人体健康有益处。

4. 土豆

土豆的营养非常丰富，它所含的蛋白质和维生素C、维生素B_1、维生素B_2都比苹果高得多，钙、磷、镁、钾含量也很高，尤其是钾的含量，可以说在蔬菜类里排第一位。其中含有大量的优质纤维素，有预防便秘和癌症等作用。土豆是我们经常食用的蔬菜，土豆丝、土豆泥、土豆饼……那么，哪种吃法更健康呢？

土豆的烹调方式很多，蒸、煮、炒都可以，就是不要油炸。因为油炸过度会让土豆里的淀粉焦糊，产生致癌物质。所以，麦当劳、肯德基里的薯条，还有各种品牌的薯片都是最没有营养的。

还有人做土豆的时候喜欢把土豆皮削掉，其实土豆皮也有丰富的营养，丝毫不亚于土豆，完全可以尝试将土豆连皮吃。

了解了这些,你是否也应该对自己吃东西的方式做一个反思呢?看自己是不是总是在用不健康的方式来烹调食物?而这可能就是导致你和家人患上各种疾病的主要原因。还是那句话,食物没有好坏之分,只要你吃得正确,每一种食物都能发挥出它对身体有益的部分,助你健康长寿。

◎ 重口味不可取

太油腻、太咸、太甜、太辣等重口味对身体健康都不好。饮食清淡才是养生之道。从饮食的健康角度来说,重口味是非常不可取的,而且随时可能危害我们的身体。

1. 过于油腻

太过油腻的肥肉、油脂等高脂肪食物摄入过多,能促发乳腺癌、结肠癌、直肠癌和胰腺癌。从现代医学的角度来说,经常吃高脂肪饮食可促使肝脏分泌更多的胆汁,进入肠道后,胆汁中的初级胆汁酸在肠道厌氧细菌的作用下转变成脱氧胆酸及石胆酸,而这两种物质均是促癌剂,可以使肠道黏膜癌变。同时,脂肪还能为多种肿瘤提供适宜的生长环境。

2. 口味太咸

除了食盐,咸味食物还包括咸菜、咸鱼、咸肉以及其他腌制食品等。嗜食咸味食物最容易导致的癌症是胃癌。嗜食咸鱼的日本渔民,胃癌、食管癌的发生较为普遍。嗜食咸鱼亦是致鼻咽癌的一个重要因素。我国普查资料证明,在胃癌高发区,人均每天摄入食盐50克;而胃癌低发区,人均食盐摄入量仅为6克左右。

实际上,盐本身并不致癌,引起癌变的原因是高浓度的盐溶液易破坏胃黏膜保护层,引起黏膜糜烂或溃疡。在这种情况下,一旦遭到致癌物质的入侵,就会促使胃黏膜细胞局部癌变。盐是人体不可缺少的物质,只是不可过量食用。一般认为,正常人摄盐量应控制在每天6克以内。

3. 过辣

辣椒中的辣味成分辣椒素营养丰富,可增强食欲,被广泛应用在烹调中。然而不可大量摄取,否则会引起神经系统损伤、消化道溃疡。同时,患有食道炎、咽喉炎、牙痛、痔疮、肺结核、高血压者以少吃为好。

4. 过鲜

鲜味是饮食中努力追求的一种美味,能使人产生舒服愉快的感觉。鲜味主要来自氨基酸、核苷酸和琥珀酸。鸡精含有丰富的营养成分,如丰富的氨基酸、蛋白质和维生素等。需要注意的是,因鸡精本身含有少量盐,使用时加盐要少。鸡精所含核苷酸的代谢产物是尿酸,所以痛风患者应少用。

总之,任何事情都要讲究一个"适可而止",饮食也是这样,不能说想吃什么了,就多吃、天天吃,而要适度,达到一个平衡。

◎ 过量吃冷饮危害大

盛夏里,清凉酸甜的冷饮既解渴又消暑,但需要注意的是,花样繁多的冷饮在满足味蕾的同时,一旦过食,将危害健康,严重者还会导致冷饮病。

冷饮性头痛: 一次性食冷饮过多,可刺激口腔和食管黏膜反射性引起头部血管痉挛,表现为舌头、上腭、头顶发麻,随后随着血管扩张,可有搏动性头痛。

胃肠炎: 盛夏人体胃酸分泌相对减少,过度吃冷饮可冲淡胃酸,使消化功能下降,并减弱胃酸的杀菌能力,故易患胃肠炎。

营养缺乏: 冷饮中含糖多,过多食用甜腻的冷饮,可消耗体内维生素,并使唾液、胃肠消化液等分泌减少,使食欲减退。另外,胃肠道温度骤然下降,则可影响人体对食物的消化。若常过度食用冷饮,久而久之,会造成消化道功能紊乱,并造成营养缺乏。

腹痛：过度吃冷饮可致腹痛。尤其儿童的消化系统发育不健全，神经系统对胃肠功能调节较差。过多冷饮使胃肠突然受凉，引起胃肠不规则收缩，从而导致腹痛。

心绞痛：中老年人过多食用冷饮，可反射性引起冠状动脉发生痉挛、管腔变窄、血流减少，导致心肌缺血、缺氧而引发心绞痛。

牙痛：牙齿适宜在35～39℃的口温下进行活动，骤冷的刺激使牙髓的血管收缩、痉挛；长期冷刺激易致牙本质过敏及牙髓发炎，进而引起牙痛，并影响了牙齿的寿命。

因此，医生提醒大家，冷饮并不是绝对不能吃，但要有节制。

（1）适时。不宜在饭前或饭后吃冷饮。饭前吃冷饮会影响食欲，导致营养缺乏。很多冷饮中含有牛奶等营养成分，但是，其含量远远比不上正常饮食。饭后立即吃冷饮会使胃酸分泌减少，消化系统免疫功能下降，导致细菌繁殖，引起肠炎等肠道疾病。

（2）适量。大量冷饮进入体内，可引起胃黏膜血管收缩，减少胃液分泌，导致食欲下降和影响人体对食物的消化。冷饮的摄入量，一次以150毫升左右为宜。

（3）适度。夏日炎炎，一口气灌下一听冰冻可乐，咬掉几根棒冰是消暑的好享受。可是对身体的危害却无法用这一次的清爽弥补。喝冷饮也要同喝热汤一样，细细品味，慢慢饮下。慎吃路边小摊上的冷饮。在选购时认真查看生产日期和保质期，尽量选择出厂日期较近的产品。

（4）宜忌。不同的人群，对于冷饮有不同的要求，特别是那些有疾病的人，应该少吃，甚至忌冷饮。婴儿忌食冷饮，幼儿少吃冷饮，年老体弱、患心血管疾病的人不宜吃冷饮。

◎ 调整猪肉与鱼类摄入比例

目前，猪肉仍是我国居民的主要动物性食品，有统计表明，猪肉占总肉量的40%以上。应该指出的是，猪肉所含的饱和脂肪、总脂肪量和

第二章 做自己的营养医生

胆固醇较高,并含有较高的能量,长期大量食用(特别是进食大量肥猪肉)对健康不利。

相比之下,鸡、鱼、兔、牛肉等动物性食物不仅含蛋白质较高,而且饱和脂肪、总脂肪量和胆固醇含量较低,产生的能量也远低于猪肉,故在《中国居民膳食指南》中明确提出应大力提倡吃这些动物性食物,适当减少猪肉的消费比例。

应特别提出的是,现代营养学证明了鱼类的营养价值:它含有高生物价值且极易消化吸收的优质蛋白质、有益于心血管健康的脂肪酸、较低的胆固醇和较丰富的常量元素和微量元素等,这些都使得鱼类在维护人体健康,特别是心脏健康方面扮演着重要的角色。众多的研究表明,常吃鱼类有助于减低心血管疾病的发生。美国心脏病学会和糖尿病学会都将每周食用2~3次鱼(特别是海鱼)作为膳食的推荐原则。

◎ 多吃奶制品

奶类有较高的营养价值:①含有丰富的优质蛋白;②含有丰富的维生素;③含钙量较高,且利用率也很高,是天然钙质的极好来源。大量的研究表明,给儿童、青少年补钙可以提高其骨密度,从而延缓其发生骨质疏松的年龄;给老年人补钙也可能减缓其骨质丢失的速度。因此,应大力发展奶类的生产和消费。每个成年人每日服用1~2袋牛奶(250~500毫升)是必需的。

中国传统饮食中奶类制品的比例较低。有统计表明,中国人均牛奶摄入量仅是世界平均水平的1/25,是美国人的1/70。我国居民从膳食中摄取的钙质普遍偏低,从青少年到中老年,从一般成人到孕产妇,各个年龄段和各个生理时期,膳食钙的摄入量仅仅达到推荐供给量的50%左右,这主要因为日常膳食中奶类摄入量过低。我国婴幼儿佝偻病的患者也较多,这和膳食钙不足可能有一定联系。

我国居民奶类摄入量较低的一个重要原因是乳糖酶缺乏,导致一次

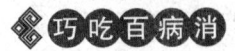

性大量进食牛奶后，乳糖不能在小肠被消化吸收，进入大肠后被细菌分解，产气产酸，导致胃肠不适、腹胀和腹泻等不耐受症状，医学上称之为乳糖不耐受症。研究表明，有超过60%的中国成年人存在着不同程度的乳糖不耐受症。解决的办法包括：改饮用牛奶为酸奶，减少乳糖摄入；或采用无乳糖的奶粉替代鲜牛奶；或少量多次饮用牛奶，将250毫升的鲜牛奶分为2次（甚至更多次）进服，将大大提高耐受性。

◎ 腌制食物不可过多食用

  按照我国居民的传统习俗，很多地方都有吃腌菜、腊肉、腊肠、腊鸡、腊鱼等腌制食品的饮食习惯，有关专家指出，虽然腌制食品独具风味，但食用时应注意适量，特别不宜长期连续食用。因为这类食品含有较多的亚硝酸盐，在人体特定环境下与其他物质可合成致癌物亚硝胺，长期食用亚硝酸盐超标的腌制食品可致癌，危害人体健康。腌菜中含有较高的硝酸盐，硝酸盐可还原成亚硝酸盐，对人体产生较大的危害。人食用过多亚硝酸盐时会发生一种急性食物中毒——肠原性青紫症；长期少量摄入亚硝酸盐也会对人体产生慢性毒性作用，甚至有致癌作用。因为亚硝酸盐不仅本身有毒性，而且可能和蛋白质食品中的胺类物质合成致癌性较强的"亚硝胺"。另外，腌菜中的盐分中本身含有杂质，如亚硝酸盐、硝酸盐等，也可能产生如亚硝酸胺等有害物质。

  在腌制的过程中，腌制食品易被细菌污染。如果加入食盐量少于15%，蔬菜中的硝酸盐可能被微生物还原成亚硝酸盐。食用了这样的腌制食品，重者会引起亚硝酸盐在体内遇到胺类化合物时，生成一种致癌物质亚硝酸胺。因而常吃腌制类食品对身体不利，可诱发癌症。

  其次，腌制类食品含盐量过高，多食会引发高血压、肾脏负担过重，并损害胃肠道黏膜。我国35～74岁人群中，高血压发病率高达27%左右。而摄入盐量过高是引发高血压的主要因素。腌制类食品能使人在不知不觉中过量摄入食盐，从而对健康造成危害。蔬菜在腌制过程中，维生素C几乎"全军覆灭"。大量吃腌菜,会导致人体维生素C缺乏。腌制的酸菜中含有较多的草酸和钙,由于它酸度高,食用后不易在肠道内形成草酸钙被排出体外,而会被大量吸收,草酸钙就会结晶沉积在泌尿系统形成结石。

因此在日常生活中,应少吃腌制食物,可作为调味食品,但不可以过量食用。

◎ 吃糖过多危害大

甜食的存在对于我们始终是一种诱惑。世界卫生组织(WHO)曾调查了23个国家人口的死亡原因,得出结论:嗜糖之害,甚于吸烟,长期食用含糖量高的食物会使人的寿命明显缩短,并提出了"戒糖"的口号。但是近年来,中国人对糖的消耗量居高不下,吃糖的危害还没有被更多的人认识到。

首先,长期过度食糖,可影响体内脂肪的消耗,造成脂肪堆积,导致肥胖及其相关病。

其次,儿童长期高糖饮食,直接影响儿童骨骼的生长发育,导致佝偻病等。儿童多吃糖如果又不注意口腔卫生,则为口腔的细菌提供了生长繁殖的良好条件,容易引起龋齿和口腔溃疡。吃糖过多还可造成维生素B_1缺乏,因白糖(蔗糖)须经体内转化成葡萄糖才可产生能量,但此过程需含维生素B_1的酶催化,加之嗜甜者食欲缺乏,造成全靠食物来源的维生素摄入不足,故最终可致维生素B_1缺乏。维生素B_1缺乏可引起视神经炎、脚气病等。另外,维生素B_1缺乏、葡萄糖氧化不全、体内酸性产物增多可使风湿病加重,还可影响中枢,致使精神紧张。在儿童可表现为注意力不集中,情绪不稳定等,被称为"甜食综合征"。

长期高糖饮食,会使人体内环境失调,进而给人体健康造成种种危害。由于糖属酸性物质,吃糖过量会使人呈酸性体质,减弱人体白细胞对外界病毒的抵御能力,使人易患各种疾病。

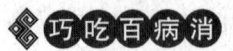

那么在日常生活中,我们到底该吃多少糖才更健康呢?

每天最好不要超过40克,此外,"糖"的概念有广义和狭义之分。广义的糖指各种可消化的碳水化合物,包括有甜味的糖和没有甜味的淀粉;狭义的糖则指精制后的白糖和食品、饮料加工中常用的糖浆。对人体危害的糖主要是后者。对于一些喜欢吃甜点、饼干、零食、饮料的孩子和年轻女性来说,每天摄入100克以上的白糖是一件很普遍的事情。但营养学家们推荐的每日摄入白糖总量为30~40克,即不要超过每日摄入总碳水化合物的10%。

第三章　找到适合自己的营养方案

第1节　你的个人营养方案

◎ "从头查到脚"，自查营养缺乏

我们的身体是营养物质组合而成的，一旦缺乏某些营养，就会有相应的症状出现。所以，读者朋友可以根据下面的情况，自己检查一下身体。

（1）头发干燥、变细、易断、脱发，可能是缺乏蛋白质、能量、必需脂肪酸、微量元素锌。

（2）夜晚视力降低，可能是缺乏维生素A。如果不及时纠正，可能进一步发展为夜盲症，并出现角膜干燥、溃疡等。

（3）舌炎、舌裂、舌水肿，可能是缺乏B族维生素。

（4）牙龈出血，可能是缺乏维生素C。

（5）味觉减退，可能是缺乏锌。

（6）嘴角干裂，可能是缺乏核黄素（维生素B_2）和烟酸。

（7）身体疲劳、注意力不集中、食欲不振、面色苍白、黑眼圈等，可能是缺铁。铁是形成红细胞必需的营养物，是血红蛋白的重要组成部分，血红蛋白的作用是向全身传输氧。由于维生素C可促进铁的吸收，用餐时可喝一杯橙汁。

（8）皮肤瘙痒、伤口愈合慢、指甲出现白点可能是缺锌。锌有助于新细胞和酶的形成，对伤口愈合非常关键。锌对于健康精子的产生功不可没。世界卫生组织估计大约1/3的人口缺锌，特别是饮食差的儿童、

孕妇和老人以及素食者。坚果、种子、全谷食物、蟹、沙丁鱼和红肉中含锌丰富。吃一只牡蛎或200克牛排，可满足一天的锌需求量。

（9）舌头痛、口鼻皮肤干燥开裂，可能是缺维生素 B_{12}。维生素 B_{12} 可保持皮肤、眼睛和神经系统健康。一般说来，大约1/10的成年人维生素 B_{12} 摄入不足。牛奶、鸡蛋、大米、强化早餐谷物中有较丰富的维生素 B_{12}。一大杯半脱脂牛奶（300毫升）或150克烤瘦肉，可满足维生素 B_{12} 日需求量的一半。

（10）胯部疼、骨头脆、背痛腿痛，可能是缺维生素 D。维生素 D 促进骨骼生长，帮助肠道钙质吸收。对免疫系统健康也十分关键。每个人，特别是老年妇女和小儿都会或多或少缺维生素 D。研究发现，超过1/2的成年人维生素 D 水平过低。最有效的补维生素 D 的方法是晒太阳。脸和手臂晒太阳20～30分钟，每周3次。

（11）经常生病、频繁感染，可能是缺硒。硒可提高免疫力、防止细胞损伤、抗击癌症。饮食缺硒会造成男性精子质量下降，生育能力降低。

（12）焦虑、易怒，可能是缺镁。镁有助于人体将食物转化成能量，确保产生有益骨骼健康的副甲状腺素。镁还关系到人体肌肉收缩和体温调节。一般缺镁多见于经前期妇女和老年人。在杏仁和全谷物面包中含有一定的镁。

（13）经常感冒和感染、皮肤掉皮和掉头皮屑、口腔溃疡，可能是缺维生素 A。维生素 A 有助于抗击炎症，改善光线昏暗时的视力和保持皮肤健康。严重维生素 A 缺乏的情况比较少见，但很多成年人维生素 A 摄入不足。建议孕妇不要摄入太多的维生素 A，否则容易导致新生儿畸形。动物肝脏、鸡蛋、奶酪和酸奶等含有较为丰富的维生素 A。

营养缺乏不是个小问题，会给您的生活带来烦恼，还可能引起慢性病。所以，读者朋友一定要重视。做起来也不麻烦，简简单单的日常饮食，就可以补充营养。

第三章 找到适合自己的营养方案

◎ 帮你挑选膳食营养补充剂

上面说到了营养缺乏的问题。为了补充营养，我们除了会用饮食进补的方法外，还会用到营养补充剂。但是如今市面上的营养补充剂品种太多，怎样才能选到合适的营养补充剂对于读者朋友来说，是个令人头疼的问题。比如说，天然的增补剂是否优于合成的增补剂？胶囊是否优于片剂？是否有一些矿物质的形态更易于吸收？营养搭配是否有好坏之分？如果处在药物治疗期怎么办？在什么情况下应该停止营养物质的增补呢？这都是疑问，以下就对此做出解答。

1. 胶囊与片剂哪个更好

胶囊一般用胶质制成，属动物胶，不适于素食者。但是，随着科技的发展，植物纤维质已被用作替代品，使之更为环保且适合素食者。而片剂的优势是通过压缩可容纳更多的营养物质，劣势是需要填料以及黏合剂。有些人认为胶囊更易于吸收。但是，只要片剂制造良好，即使是对于消化能力不强的人而言，胶囊和片剂也不会产生任何区别。大多数维生素，包括油基维生素也可以制成片剂状。例如，天然维生素 E 有两种形态：d-α 醋酸生育酚（油状）以及 d-α 丁二酸生育酚（粉末状）。二者都相当有效。

2. 天然与人工合成的比较

对于天然维生素的好处，已经有一大堆无用的理论了。首先，许多自称为天然的产品根本就不可靠。从法律角度讲，在一件产品可以在标签中注明"天然"二字之前，必须有一定比例的产品确实为天然所产。这个比例因国家而异。通过巧妙的说明，一些非天然产品往往可以把自己包装得类似于天然产品。例如"含野玫瑰果的维生素 C"肯定指在人工合成的维生素 C 中加入野玫瑰果，但这句话本身可以使人误认为是"从野玫瑰果中提取的维生素 C"。所以说，到底哪种更好呢？

根据定义，人工合成的维生素必须具有在自然界中发现的维生素的所有特性，否则便说明化学家们没有适当完成自己的本分工作。维生素 E

就是一个例子。天然的 d-α 丁二酸生育酚的效力比人工合成的 dl-α 生育酚要高36%。因此,一般从麦胚油或大豆油中提取的天然维生素 E 的效果更好。

从天然来源中提取的维生素确实含有一些能增强效力的未知元素。维生素 E 或 d-α 生育酚与 β、γ 和 δ 生育酚一起存在,加入一定量的 d-α 生育酚会对人体有好处。维生素 C 与生物类黄酮同时存在,而生物类黄酮能显著提高维生素 C 的效能,特别是能够增强毛细血管功能。生物类黄酮的较好来源是浆果以及柑橘类水果,因此在维生素 C 片剂中加入柑橘类生物类黄酮或者浆果提取物是使产品增加天然性的好办法。

酵母与米糠是维生素 B 的极佳来源,可能含有一些有益的成分,因此这类维生素最好是由酵母和米糠来提供。啤酒酵母片剂或酵母粉所能达到的维生素 B 的增补效果不如服用已添加少许酵母的 B 族维生素合成物增补剂有效。否则一个人必须服用成磅的酵母片剂才能达到最佳的增补水平。但是,某些人对酵母很敏感。如果你对任何增补剂有不良反应,问题很可能在于酵母。由于这个原因,许多增补剂都不含酵母。还有很多其他能在合成物中与营养物质一起发挥效能的物质。这些物质包括能将营养物质转为其活跃形态的辅酶。维生素 B_6 在身体内发挥积极作用之前,必须从吡哆醇变为五磷吡哆胺。这个过程需要锌元素的参与,因此有许多维生素 B_6 增补剂中都含有锌元素。含五磷吡哆胺的增补剂也有,且从理论上讲,效果应该更好。只有时间才能证明这些创新带来的好处到底有多少。但关键一点是,必须确保摄入足够量的各种必需营养物质。

水溶性维生素

维生素	最佳形态	最佳服用时间	有助吸收的物质	妨碍吸收的物质
维生素 B_1	维生素 B_1	单独服用或进餐时服用	维生素 B 合成物及锰	酒精、压力以及抗生素

续表

维生素	最佳形态	最佳服用时间	有助吸收的物质	妨碍吸收的物质
维生素 B_2	核黄素	单独服用或进餐时服用	维生素 B 合成物	酒精、烟草、压力以及抗生素
维生素 B_3	烟酸及烟酰胺	单独服用或进餐时服用	维生素 B 合成物	酒精、压力以及抗生素
维生素 B_5	泛酸钙	单独服用或进餐时服用	维生素 H、叶酸以及维生素 B 合成物	抗生素以及压力
维生素 B_6	烟酸吡哆醇以及磷酸吡哆醇	单独服用或进餐时服用	锌、镁以及维生素 B 合成物	酒精、抗生素以及压力
维生素 B_{12}	氰钴维生素	单独服用或进餐时服用	钙以及维生素 B 合成物	酒精、肠道内寄生虫、压力以及抗生素
维生素 C	抗坏血酸以及抗坏血酸钙	勿在进餐时服用	胃中的盐酸	难消化的饮食
叶酸		单独服用或进餐时服用	维生素 C 以及维生素 B 合成物	酒精、压力以及抗生素
维生素 H		单独服用或进餐时服用	维生素 B 合成物	抗生物素蛋白（生蛋清中含有）、压力以及抗生素

脂溶性维生素

维生素	最佳形态	最佳服用时间	有助吸收的物质	妨碍吸收的物质
维生素A	维生素A、β-胡萝卜素	与含脂肪或油脂的食物一起服用	锌、维生素E以及维生素C	胆汁不足
维生素E	d-α生育酚	与含脂肪或油脂的食物一起服用	硒以及维生素C	胆汁不足，三价铁，氧化脂肪
维生素D	钙化醇、胆钙化醇	与含脂肪或油脂的食物一起服用	钙、磷、维生素E以及维生素C	胆汁不足

3. 矿物质的生物利用度

大多数健康必需的矿物质是作为化合物与体积较大的（食物）分子一起通过食物进入体内的。这种结合被称为螯合作用。某些形式的螯合作用很重要，因为大多数重要的矿物质在"原"状态时带有少量的正电荷。肠壁带少量的负电荷。因此，消化过程使食物与矿物质分离之后，这些矿物质会松散附在肠壁上。这些矿物质会与有害的物质结合在一起，不能被身体消化。这些酸性物质会从身体内夺走矿物质。

矿物质

矿物质	最佳服用时间	有助吸收的物质	妨碍吸收的物质
钙–Ca	与蛋白质食物一起服用	镁、维生素D以及胃中的盐酸	茶、咖啡以及香烟
镁–Mg	与蛋白质食物一起服用	钙、维生素B_6、维生素D以及胃中的盐酸	酒精、茶、咖啡以及香烟

第三章　找到适合自己的营养方案

续表

矿物质	最佳服用时间	有助吸收的物质	妨碍吸收的物质
铁－Fe	与食物一起服用	维生素C以及胃中的盐酸	草酸、茶、咖啡以及香烟
锌－Zn	下午空腹食用	维生素B_6、维生素C以及胃中的盐酸	肌醇六磷酸、铅、铜、钙、茶以及咖啡
锰－Mn	与蛋白质食物一起服用	维生素E以及胃中的盐酸	大剂量的锌、茶、咖啡以及香烟
硒－Se	空腹食用	维生素B_3以及胃中的盐酸	咖啡、汞、茶以及香烟
铬－Cr	与蛋白质食物一起服用		茶、咖啡以及香烟

矿物质的生物利用度指矿物质被身体利用的比例，取决于很多因素，其中包括"强化因子"以及"阻碍因子"的数量（如肌醇六磷酸、其他矿物质以及维生素）及消化环境的酸性程度。大多数矿物质在小肠的第一节处即十二指肠中，在胃酸的帮助下被吸收。

矿物质与不同的化合物螯合在一起，以帮助被吸收。与氨基酸螯合的矿物质与氨基酸结合在一起，其中包括吡啶甲酸铬、半胱氨酸硒以及氨基酸螯合锌。这些物质和其他"有机"化合物（如柠檬酸盐、葡萄糖酸盐和天门冬氨酸盐）一样，极易被吸收。诸如碳酸盐、硫酸盐和氧化物之类的无机化合物被身体吸收的能力就稍差一些。

对于某些矿物质而言，与氨基酸螯合在一起的代价会超过所带来的好处。例如，氨基酸螯合镁被吸收的能力只是碳酸镁的2倍，而碳酸镁是镁元素的廉价来源。另一方面，氨基酸螯合铁被吸收的能力能增强至4倍，因此很合算。一般而言，以下各种形态是最能被人体利用的形态，并按生物利用度由高至低的顺序排列。

钙：氨基酸螯合物、抗坏血酸盐、柠檬酸盐、葡萄糖酸盐以及碳

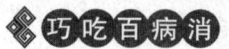

酸盐。

镁：氨基酸螯合物、抗坏血酸盐、柠檬酸盐、葡萄糖酸盐以及碳酸盐。

铁：氨基酸螯合物、抗坏血酸盐、柠檬酸盐、葡萄糖酸盐、硫酸盐以及氧化物。

锌：吡啶甲酸盐、氨基酸螯合物、抗坏咀酸盐、柠檬酸盐、葡萄糖酸盐以及硫酸盐。

锰：氨基酸螯合物、抗坏血酸盐、柠檬酸盐以及葡萄糖酸盐。

硒：半胱氨酸硒、蛋氨酸硒以及亚硒酸钠。

铬：吡啶甲酸盐、聚烟碱盐、抗坏血酸盐以及葡萄糖酸盐。

4. 好的搭配及坏的搭配

服用增补剂的一般性原则是与食物一起服用。原因是胃酸能够使许多维生素被吸收，而脂溶性维生素能够被食物中的脂肪或油脂一起带入体内。但是，营养物质之间还存在被吸收方面的竞争。例如，如果想吸收大量特定的氨基酸，如赖氨酸（对动脉有好处，能够预防疱疹），则在空腹时或与非蛋白质食物（如一个水果）一起服用可吸收更多的赖氨酸。同样，诸如硒一类的微量元素在单独服用时比多种矿物质一起服用的吸收效果要好。

没有人希望单独服用每种营养物质。因此，除非出现特定的需要或营养物质缺乏，并希望只补充某种营养物质，否则可以分几天进行补充，并在进餐时一起服用。

但是永远都存在例外。如果希望大量（每天3克或以上）补充碱性的"抗坏血酸型"维生素C，则不要在进餐的时候服用，以免对胃部的酸性产生中和作用。如果在服用抗坏血酸（一种弱酸）维生素C后感觉有烧灼感，则说明有胃肠方面的炎症，甚至是溃疡。应立即咨询医生，检查原因。尽管维生素C能够帮助伤口的愈合，但酸性形态会加重已经出现的问题，因此应该尽量避免。

第2节　不同人群的营养方案

◎ 魅力男人的营养之道

男人对于营养的需要和女人有着很多的不同，这个其实也很容易理解。但是男人不像女人那样非常注意自己的身体。很多女人都了解自己怀孕的时候应该吃什么，知道吃什么可以防止乳腺癌等，可是男人往往比较粗心，能够按时吃饭就不错了，更别说什么营养问题了。从现在开始，男人们应该学会保养你自己。

◆ 适合男人的养生食物

1. 牡蛎

这种"爱的食物"的确有奇效。只要每天吃两个，就可以获得男性一天所需的抗氧化剂——锌，帮助保护前列腺和修复受损的细胞。除牡蛎外，其他贝壳类食物也是锌的好来源。

2. 香蕉

含钾丰富的香蕉也被称为"能量之源"，对于心脏、神经系统都有好处，还有降低血压的作用。香蕉还含有丰富的维生素 B_6，可以提高免疫系统的"工作效率"，促进血红细胞的形成。早餐和锻炼间歇，来根香蕉很不错。

3. 海鱼

肉要吃瘦的，但鱼一定要选越肥越好的深海鱼——三文鱼、金枪鱼等。这些鱼中的不饱和脂肪酸比河鱼多很多，可以帮助降低三酰甘油水平。挪威人每周至少吃4次三文鱼，所以很少得心血管疾病。

4. 花菜

十字花科蔬菜（花菜、西蓝花、花椰菜等）一直是蔬菜中的健康典范。花菜含有丰富的维生素 C，可以让你在工作时保持清醒的头脑；其中的胡萝卜素可以保护你疲惫的眼睛。

5. 鹰嘴豆

这种坚果含有大量的镁，以及男性必不可少的硒，可以保护前列腺免受伤害，还可降低胆固醇和防止血栓。

6. 谷物

麦片、糙米都不错，谷物里的纤维不产生热量，还能帮助消化、保护肠胃。

7. 大豆

大豆中富含的植物激素异黄酮不仅对女性好，对男性的前列腺同样有益。除了大豆外，豆腐、豆奶和豆制的干酪都是不错的选择。

8. 樱桃

别小看那一粒粒樱桃，里面装满了对人体有益的抗氧化剂，可以为你提供全天候的营养。有条件的话，确保自己每天都能吃上这种水果。

9. 黄绿色蔬菜

青椒、南瓜、胡萝卜等蔬菜之所以呈黄绿色，是因为里面富含胡萝卜素，可以帮助修复皮肤细胞。对于在"面子工程"上不拘小节的男性来说，这也不失为一种由内养外的好办法。

10. 虾

现代营养学家一致认为，虾营养价值丰富，脂肪、微量元素（磷、锌、钙、铁等）和氨基酸含量甚多，还含有荷尔蒙，有助于补肾壮阳。在西方，也有人用白兰地酒浸虾以壮阳，鉴于此，便不难知道为何扶阳不可缺少虾了。但有一点需要注意：虾无疑对肾阳亏者有效，但阴虚阳亢者不宜多吃，急性炎症和皮肤疥癣及体质过敏者也应忌食。

11. 海参

海参是一种名贵海产动物，因补益作用类似人参而得名。海参肉质软嫩，营养丰富，是典型的高蛋白、低脂肪食物，是久负盛名的名馔佳肴。中医认为，海参堪称补肾壮阳的佳品，经常食用海参，对男子肾虚引起的羸弱消瘦、梦遗阳痿、小便频数、腰膝酸软、遗精、遗尿、性功能减退，能起到较好的食疗效果。

12. 锁阳

锁阳是一种神奇而名贵的天然野生植物，自古有"金锁阳、银人参"的美誉。它生于沙漠戈壁地带，自身无根系，寄生于蒺藜科植物白刺的根上，至今难以人工栽培，有沙漠"不老药"之称，油性足，味道鲜美。锁阳可以滋阴壮阳，对于中老年尿频和阳痿早泄、便秘、腰膝酸软、失眠、脱发有着非常神奇的功效，故为历代名医所珍重。

◆ 男人冬季藏精御寒有妙方

冬季气温骤降，寒气袭人，阳气收藏，气血趋向于里，因此冬令食疗应以保持体内阴阳平衡，藏精御寒为主。冬季男人养生可参考以下4点。

（1）温肾填精：《本草纲目》中提到，冬季适当摄入营养丰富，温肾填精，产热量高，易于消化的食物，如羊肉，补体之虚，益肾之气，提高免疫力；或者食用药膳调理，如牛肉200克，鲜山药250克，水煎，待肉烂熟，食肉饮汤，益肺补肾；也可食用温性水果，如大枣、柿子等，补血益肾填精，抵御寒邪。

（2）果蔬补体：冬天是蔬菜的淡季，应注意多摄入富含维生素的蔬菜，如白菜、白萝卜、胡萝卜、豆芽、油菜等；还要多吃含钙、铁、钠、钾等丰富的食物，如虾米、虾皮、芝麻酱、猪肝、香蕉等。

（3）运脾进补：冬季气温骤降，脾受寒困，不运化，所以冬季食疗应以补阳运脾、滋益进补为主。温补脾阳，多吃温性运脾食物，如粳米、莲子、芡实等；鳝鱼、鲢鱼、鲤鱼、带鱼、虾等水产类。

（4）辨证食疗：冬季要根据自身情况，有针对性地加以食疗。若本身原已有病，要遵照医嘱，不可盲目食疗。比如糖尿病患者，可用淮山药、葛粉等作为食疗品，但忌用粳米及其他含糖较多的食物。凡血脂过高、动脉硬化、有冠心病、胆囊炎、痛风等疾病者，绝不可食用高蛋白、高脂肪、多糖分的食品，如甲鱼、桂圆等。因为这类食品会助长病情发展。

◆ 上班族男人的"食物助理"

上夜班或者经常熬夜的男士由于用眼过度,眼睛易出现干涩、视物不清等症状;身体违背生理规律及超负荷运转,容易导致身体疲劳。针对这些情况,养生专家提出了一些进补方法:

早餐要营养充分,以保证旺盛的精力;中餐则可多吃含蛋白质高的食物,如瘦猪肉、牛肉、羊肉、动物内脏等;晚餐宜清淡,多吃维生素含量高的食物,如各种新鲜蔬菜,饭后吃点新鲜水果。

平时要注意多吃富含维生素 A、胡萝卜素以及维生素 B_2 的食品。同时,选用含磷脂高的食物以健脑,如蛋黄、鱼、虾、核桃、花生等。还要有意识地多选用保护眼睛的食物,如鸡蛋,动物的肝、肾,胡萝卜、菠菜、小米、大白菜、番茄、黄花菜、空心菜、枸杞等。

需要引起注意的是:许多人认为吃零食是女人的专利,殊不知,男人也可以吃零食,正确地选择零食还可以起到补养身体的作用。

中医说"肾是先天之本",肾也是一切活力的源泉,所以男士们补身应以补肾和补气为主。爱吃肉类的男士,多吃些帮助消化的零食,可令消化系统更顺畅,吸收得更好。

(1)补脑核桃:补肾又补脑的核桃最适合现代男士,拼搏之余补补虚耗过度的脑力,更有竞争力。

(2)开胃杏脯:生津开胃的杏脯有帮助消化的功能,但用蜜腌制的果脯含糖量高,不宜多吃。

(3)降压山楂:消脂降压的山楂是最适合中年男士平日闲嚼的零食。

(4)花旗参糖去虚火:清热降虚火的花旗参糖,最适合男士,可增强免疫力,促进消化。

有了这些"食物助理",上班族的男人更加精力充沛了。

◆ 牛奶可强身健体,但也会伤害前列腺

牛奶营养丰富,每天喝牛奶的人越来越多。但科学家研究发现,常喝牛奶的男性易患前列腺癌。前列腺癌是男性生殖系统常见的恶性肿

瘤。美国波士顿一个研究小组对20885例美国男性医师进行了长达11年的跟踪调查，这些人食用的奶制品主要包括脱脂奶、全脂奶和乳酪等，其中有1012例男性发生前列腺癌。统计分析后发现，与每天从奶制品中摄入150毫克钙的男性相比，每天摄入600毫克钙的男性发生前列腺癌的危险上升了32%。在排除了年龄、体重、吸烟、体育锻炼等影响因素后发现，每天进食奶制品2.5份以上（每份相当于240毫升牛奶）的男性与进食奶制品0.5份以下的男性相比，发生前列腺癌的危险上升了34%。美国费城的研究人员通过近10年的流行病学调查也证实，过多食用奶制品会增加男性患前列腺癌的危险。国内也有研究发现，牛奶摄入量与前列腺癌发病率显著相关，其原因可能是某些品牌的牛奶中雌激素含量较高。

所以，为了保护前列腺，男性喝牛奶要适量，别把它当成饮料喝。另外，要特别注意营养均衡，不妨每天多吃点番茄、杏、石榴、西瓜、木瓜和葡萄等水果。

◆ 不管干姜鲜姜，能保健就是好姜

姜是助阳之品，具有加快人体新陈代谢、抗炎镇痛、兴奋人体多个系统的功能，还能调节男性前列腺的机能，治疗中老年男性前列腺疾病以及性功能障碍。因此，姜常被用于男性保健。

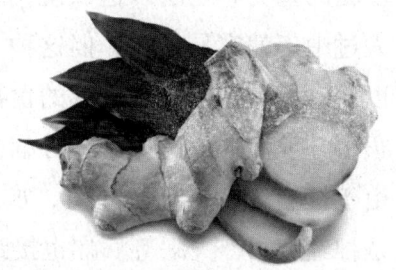

鲜姜具有增强食欲，延缓衰老的功能。中老年男性常会因胃寒、食欲不振导致身体虚弱，可以经常含服鲜姜片，刺激胃液分泌，促进消化。鲜姜不像干姜，没有强烈的燥性，滋润而不伤阴。每天切四五片鲜生姜，早上起来饮一杯温开水，然后将姜片放在嘴里慢慢咀嚼，让生姜的气味在口腔内散发，扩散到肠胃内和鼻孔外。

干姜可以治疗肾虚阳痿。取雄鲤鱼1尾（约500克），干姜、枸杞

子各10克。取鲤鱼肚内之鱼鳔（雄鱼腹中白色果冻样物质，为雄鱼精囊腺），加入干姜、枸杞子同煎。煮开，加料酒、盐、味精适量调味即成。空腹时服食，隔日吃1次，连服5日。

《食疗本草》中记载，干姜温中散寒，健胃活血，枸杞子滋补肝肾，益精明目，可以治疗由于肾阳虚衰引起的阳痿、畏寒肢冷、腰疼、腰膝酸软、倦怠等。

不过，姜性辛温，只能在受寒情况下食用，过量食用很可能破血伤阴。如果有喉痛、喉干、大便干燥等阴虚火旺症状，则不适用。

◆ 男人年过四十，"六味"正当时

过了40岁的男人，精就会不足，甚至耗尽。即使没有什么慢性病，每天吃2丸六味地黄丸，也可益寿养生。

中医认为，人的阴气只够供给30年的生命，所以我们的阴气很早就亏了。那么，益寿养生，补充亏了的阴气也就顺理成章了。

营养学认为人吃的东西和自己的物种离得越远越好，也就是大家常说的四条腿的猪牛羊肉不如两条腿的鸡鸭禽肉，而两条腿的禽类又不如没腿的鱼类。之所以这么说，主要是从食物的脂肪含量上考虑。我们说人过中年就容易发福，但这种"福"并不代表健康。所以，从这个阶段以后，尽量吃脂肪含量低的食物，人就不容易发胖了，不发胖也就少了很多并发症，如高血压、心脑血管病、糖尿病等。现代男人过了中年，由于社会等各方面的压力，加上家庭的牵绊，身体很容易"上火"。于是神经衰弱、失眠等病症也接踵而来，更加消耗体内的阴精。

大家常说，男人过了40岁往往在性生活面前挺不起腰杆，其实就是过了40岁的男人，需要补肾壮阳。中医认为，男人过40岁以后，先天之精荡然无存，完全是靠后天的水谷之精来维系自己。而肾藏精，精又生髓，肾精是不虑其有余，而唯恐其不足的，所以得好好补一补。

那我们应该如何给身体补充这些不足或丧失的"精"呢？我国宋朝有位名医叫钱乙，以茯苓、泽泻、熟地、山茱萸、牡丹皮、山药这六味

药组成了一个经典的补肾方，也就是我们现在的六味地黄丸。过了40岁的男人，即便没有什么慢性病，每天吃2丸六味地黄丸，也可避免阴精过度耗竭，益寿养生。

◎ 美丽女人的营养宝库

◆ 养血十分重要

中医理论认为血是人体最宝贵的物质之一，它内养脏腑，外养皮毛筋骨，维持人体各脏腑组织器官的正常功能活动。李时珍认为，妇女以血为用，因为女性的月经、胎孕、产育以及哺乳等生理特点皆易耗损血液，所以女性机体相对容易处于血分不足的状态。正如"妇女之生，有余于气，不足于血，以其数脱血也"。

女性因其生理有周期耗血多的特点，若不善于养血，就容易出现面色萎黄、唇甲苍白、头晕眼花、乏力气急等血虚证。《本草纲目》记载，严重贫血者还容易过早发生皱纹、白发、脱牙、步履蹒跚等早衰症状。血足皮肤才能红润，面色才有光泽，女性若要追求面容靓丽、身材窈窕，必须重视养血。

正确地养血，可以通过饮食调理。红枣、阿胶、桂圆、山药、生姜、红糖、白果、枸杞子、花生等这些补血、补肾的食物能从根本上解决气血不足的问题，同时改善血红细胞的新陈代谢，加强真皮细胞的保水功能，这样就能实现女人自内而外的美丽。

下面给大家推荐一些补血食物的食法，可供女性朋友们参考：

（1）红枣、花生、桂圆，再加上红糖，加水在锅里慢慢地炖，炖得烂烂的，经常吃，补血的效果也很好。

（2）红枣、红豆放入糯米里一起熬粥，因红豆不易烧烂，可以先煮红豆，红豆煮烂了，再放入糯米、红枣一起烧，也是一道补血的佳肴。

（3）红枣10粒切开，白果10粒去外壳，加水煮15~20分钟，每晚临睡前吃,可以补血固肾、止咳喘、治尿频、治夜尿多,效果很好。

(4)红枣10粒切开,枸杞子10粒,煮水喝,补血补肾,专治腰膝酸软,长年吃,有养颜祛斑的作用。

(5)红枣10粒切开,生姜3片,煮水喝,是开胃的良方。

此外,用猪蹄加黄豆炖烂了吃;用甲鱼加上枸杞子、红枣、生姜炖烂了吃;牛肝、羊肝、猪肝做菜、炖汤,或与大米一同煮成粥;牛骨髓、猪骨髓加红枣炖汤喝;牛蹄筋、猪蹄筋加花生、生姜炖烂了吃,这些都是补血的好食物。

◆ 激素不可或缺

人体就像一部精密的仪器,每时每刻的运转都需要自身能量系统来供能,以完成各种生命活动。而在这个生命运转的过程中,我们必须感谢一种叫作激素的神奇物质。

激素的名字源于希腊文,是"激活"的意思。它在我们体内的量非常少,但它的作用却远远超乎你的想象。它能够通过调节蛋白质、糖和脂肪等物质的代谢与水盐代谢,维持人体物质代谢的平衡和能量代谢的平衡,从而为你的一举一动、生长发育、情绪变化等各种生理活动提供能量。进入青春期后,女生体内的激素便开始快速运转,促进身体发育,使一个充满稚气的小女孩蜕变成一个女人味十足的魅力女人。到了生孩子的年龄,女生的排卵、受孕及生育整个过程,都离不开激素这位功臣的调节作用。甚至进入更年期以后,激素的起伏变化都影响着女人的健康与衰老。

你可能会问:"激素看得见吗?我怎么知道它不够了呢?"没错,我们的肉眼是看不见激素的,但是女人一旦缺乏激素,就会通过身心各方面的非常态变化表现出来。一般来说,激素不足主要表现在4个方面:

1. 失眠头痛

主要表现:失眠、多梦、疲倦、头痛。晚上催眠的方法都用尽了,两只炯炯有神的大眼睛还是不能"停止工作"。白天注意力不集中,困倦嗜睡，严重影响日常生活。

2. 月经不调

主要表现："老朋友"总是不按时出现，不是提前就是推后。

3. 皮肤衰老

主要表现：皮肤出现松弛，白皙的肌肤也日渐粗糙，毛孔也膨胀粗大起来，甚至连色斑也跳出来捣乱，镜子中呈现出来的是标准的"黄脸婆"。

4. 烦躁胸闷

主要表现：心慌气急、易激动甚至狂躁，会因一件小事与同事或家人争吵，总是摆出一副"不高兴"的样子，有时很难控制自己的情绪；夜间睡觉时会因为胸闷而被憋醒，严重时血压也会升高。

中医指出，在人体的五脏里，与激素分泌关系最密切的就是肾了。肾脏具有调节激素分泌平衡的作用，对身体中出现的一些不良症状，它会首先做出反应。所以想保持体内激素平衡，先要补好肾。除了黑色食物（黑芝麻、黑豆等）益肾外，依据易理，肾为坎卦，坎卦对应水，所以在水中生长的动植物都较多地得了坎水之气，补益人体坎水（肾脏）的效果同样很好。在这里，为大家简单地列举几种补益人体坎水之肾的动物类食物。

坎为水，鱼类生活在水中，得了坎水之气，可以直接补益人体之肾。鱼有多种烹饪方法，你平时可以依据自己的口味烹制，如果是作为保健，用鱼炖汤喝滋补效果最好，番茄鱼片就是一个不错的选择。

草鱼肉200克，洋葱50克，豌豆30克，番茄酱50克。再根据个人口味，准备适量的油、料酒、白糖、盐、鸡精、淀粉等配料。做的时候，将洋葱切片；草鱼肉切成厚片，加上料酒、淀粉上浆，放开水锅中汆熟，备用。锅内加适量油烧热，放洋葱煸香，倒入豌豆，加清水和配料焖至八成熟即可。

不过，除了肾脏以外，肝脏和脾脏也对激素的分泌起着重要的调节作用。所以在养肾的同时，也不要忽略对肝、脾的保健。黄色食物（豆腐、南瓜、夏橘、柠檬、玉米、香蕉和鹌鹑蛋等）可以健脾，增强胃肠功能，恢复精力，补充元气，进而缓解女性激素分泌衰弱的症状。绿色食物（菠菜、绿紫苏、白菜、芹菜、生菜、韭菜、西蓝花等）含有对肝脏健康的叶绿素和多种维生素，能清理肠胃防止便秘，女性朋友平时应注意这类食物的摄入。

◆ **每天一杯豆浆，补充天然激素**

激素对女人的作用是非常大的，尤其是更年期以后，雌激素减少会使女性发生情绪上的波动和一些第二性征的退化，如乳房松弛下垂、阴道干燥、毛发变少、月经停止、皮肤老化等。对女人来说，每一次排卵的过程就是一次激素的代谢，体内激素水平正常的女人，脸色红润细腻有光泽。而代谢不好的女人，脸色是灰黄、毫无生气的，布满斑斑点点，看起来比实际年龄要老很多。

所以说，女人是离不开激素的，要想延缓机体的衰老，就要注意补充激素，但必须是天然激素。人工合成的激素虽然能让你的皮肤变好，但对身体的伤害也是非常大的，严重的还会造成乳腺增生或者乳腺癌，所以一定要注意补充天然激素。

大豆中含有双向调节功能的微量雌激素，可以补充体内雌激素的不足，如果体内激素太多，它还会起到抑制作用，从而保持体内激素水平的正常。

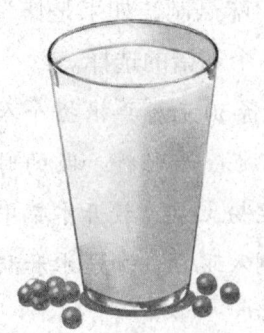

女性一定要坚持每天喝豆浆，当然我们喝的豆浆最好是自己制作的豆浆，因为超市里卖的豆浆加糖太多了。自己制作可以加冰糖，冰糖比白糖清润，还能控制加糖的量。自制豆浆还有其他好处，想补肾可以加点黑豆，想补血可以加花生，还可以做杏仁豆浆，秋天喝可以润肺止咳。

第三章 找到适合自己的营养方案

◆ **做个暖女人，血液温暖才能流得顺畅**

凉是对女人健康和美丽的最大摧残。女人如果受了凉，则会手脚冰凉，血行不畅，导致体内的能量不能润泽皮肤，皮肤就没有生机，面部也会长斑。不仅如此，女人如果是在经期"惹"了寒气，后果会更加严重。经期血液受了寒，就会发生阻、瘀的现象，随之而来的就是月经经常推迟，经期腹部疼痛剧烈，经血颜色深或者带有瘀块，等等。

所以，血液温了流得才顺，经期里，女人一定要"暖"。有些女性朋友为了减肥，只吃青菜和水果，殊不知，青菜、水果性寒凉的居多，很容易使女人受凉。一位纯素食主义的女士，尤其喜欢素食里的寒性果蔬，如香椿、黄瓜、梨等。她说别人告诉她只吃蔬菜和水果是保持苗条身材的最好方法，于是她就开始不吃肉了，坚持了一年多，甚至有时候以黄瓜为饭，蘸着酱吃，其他的就什么都不吃了。结果身材是不胖了，但皮肤却出现了暗沉，而且每次月经都不像以前那样准时了。更让她苦恼的是，每次月经来了，不仅小肚子痛，浑身都感觉不舒服，手脚也冰凉。她怀疑是年龄过了三十体质下降了，其实真正的原因是寒气打破了身体原本平衡的能量系统，侵入血液，导致血流缓慢、受阻，甚至瘀滞。全身血流都不顺畅了，经血又怎么能自然舒缓地流淌呢？

事实上，做个暖女人并不难，从日常饮食入手就可以。平时要多吃"暖性"食物。羊肉、牛肉、鸡肉、鹿肉、虾、鸽、鹌鹑等食物中富含蛋白质及脂肪，能产生较多的热量，有益肾壮阳、温中暖下、补气生血的功能，能够祛除体内的寒气，效果很好。补充富含钙和铁的食物可以提高机体防寒能力。含钙的食物主要包括牛奶、豆制品、海带、紫菜、贝壳、牡蛎、沙丁鱼、虾等；含铁的食物则主要有动物血、蛋黄、猪肝、黄豆、芝麻、木耳、红枣等。海带、紫菜、发菜、海蜇、菠菜、大白菜、玉米等含碘丰富的食物，可促进甲状腺素分泌，甲状腺素能加速体内组织细胞的氧化，提高身体的产热能力。非经期适当吃些辛辣的食物也可以帮助女性防寒。辣椒中含有辣椒素，生姜含有芳香性挥发油，胡椒中含胡椒碱，冬天适当吃一些，不仅可以增进食欲，还能促进血液循环，提高御寒能力。另外，有一点要提醒女士们注意，除了多吃上面的这些食物外，我们还要忌食或少食黏腻、生冷的食物，中医认为此类食物属阴，易使我们脾胃中的阳气受损。

◆ 紧致肌肤葆青春

女性朋友们从25岁起就应该开始预防皮肤老化，30岁更是皮肤保养的一道坎，如不及时进行保养，就容易出现衰老症状，如：皮肤出现皱纹、皮肤松弛下垂、毛孔粗大等。衰老固然不可避免，但是总可以让衰老的脚步放慢些，再慢些。保养卵巢是女性延缓衰老的重要途径，所以建议女性朋友们要多吃胡萝卜。此外，油煎、油炸的马铃薯和熏猪肉容易诱发卵巢癌，要少吃。

现代医学认为，皮肤的生长、修复、营养以及弹性、张力等都与皮肤中的胶原蛋白有着密切联系。75%的真皮层由胶原蛋白组成，它们担负着抗皱与保湿、美白等关键使命。年轻时，人体内能够制造许多胶原蛋白，但它们的产量会随着年龄的增长而减少。有关专家认为，女性的皮肤之所以比男性老得快，是因为她们比男性需要消耗更多的胶原蛋白。经期过后，子宫内膜脱落，受损的子宫需要修复，而子宫内膜由胶原纤维组成，这就需要大量的胶原蛋白。此外，生育、人工流产等也会使子宫受到损伤，也需要消耗大量的胶原蛋白。

女性不可能改变衰老的趋势，但可以延缓它的到来。女性朋友们要想让衰老来得更晚一些，就要补充胶原蛋白，如多吃猪皮、猪蹄等含胶原蛋白较多的食物。此外，还应适当补充水分，提升保湿度与角质层抵抗力，可以让肌肤组织结构饱满有弹性，控制肌肤衰老速度。如果有了肌肤松弛的隐患，就要在日常生活中更加注意保养皮肤，多摄取含抗氧化物的蔬果，如胡萝卜、西红柿、葡萄等。葡萄是一种抗衰老的水果，而且由于它味道甜美，深得一些女性喜爱，多吃一些葡萄也能为你的肌肤上一道锁。这里介绍一道美食——圆白菜葡萄汁。

材料：圆白菜100克，葡萄80克。

制法：将圆白菜和葡萄洗净后放入榨汁机内榨汁，葡萄最好带皮。每次饮一小杯，经常饮用，可以润泽肌肤，增加肌肤弹性，起到抗衰老的作用。

当然，肌肤衰老不仅仅是脸的问题，还出现在全身肌肤上。所以，关注了脸的女性也别忘了呵护身体其他部位的肌肤。你可以考虑全身泡澡的方式，用生姜、米酒以及醋煮开后，加进洗澡水中，身体洗净后入内浸泡。水不要漫过心脏，每泡5分钟起来休息一下，每回泡30分钟，每星期泡一次即可。此法有紧肤、减肥和美白的功效。

◆ 天干物燥，依然能吃出水润容颜

随着寒冬的到来，很多女性经常会有嘴唇干裂、皮肤干痒、头发干枯、咽喉肿痛、鼻子出血等困扰，所以，女人要做好自身的养护工作，更要注意滋阴。其实，冬令时节，只要合理调整饮食，美丽的容颜就可以"吃"出来。

1. 吃大枣、喝蜂蜜，使你"面如桃花"

冬季皮肤干燥，缺水少油，蜂蜜中含有丰富的生物活性物质，能改善皮肤的状态，使皮肤保持细嫩光滑。蜂蜜采百花之精，有女性"美容圣药"之美称，经常食用蜂蜜可使人"面如桃花"。

经测定，红枣中的维生素含量为百果之冠，被人誉为"活维生素丸"。维生素A的重要功能之一是激活和调节表皮细胞的生长，抗角化，所以补充维生素A有助于改进皮肤的水屏障特性，若与维生素E同时使用，可延缓皮肤的衰老。故俗话说得好，"一日吃三枣，终生不显老"。

2. 吃龙眼、嚼胡桃，为你"保湿补水"

将龙眼肉加冰糖熬制成"玉灵膏"，每天早晚冲服一汤匙，简单方便，易于保存。龙眼又名桂圆，味甘性平，有养心安神、滋阴补血的功效，最适合于体弱多病、心悸失眠、面色无华的女性进补之用。

胡桃民间又称长寿果，有强身健脑、养颜益容之功。胡桃中含有丰富的维生素E、不饱和脂肪酸，能延缓衰老、滋补养颜，并迅速补充体

力。若将胡桃肉和黑芝麻研碎合用，更是珠联璧合，相得益彰，因为黑芝麻中含有丰富的胱氨酸和B族维生素、维生素E，可增加皮脂分泌，改善皮肤弹性，保持皮肤细腻。用脑过度、神经衰弱、体虚疲乏、皮肤干燥者食用尤佳。

另外，在此特别向大家推荐一种补益气血、滋润肌肤、颐养容颜的食补方——冰糖燕窝乳鸽羹，此羹独具补气润肺、滋养容颜的功效。

取燕窝20克，乳鸽1只，冰糖适量。将燕窝浸发，除去绒毛、杂质；乳鸽宰后去头、足、肠杂，切成肉丝或碎块，然后放入清水锅内，武火煮滚后，改为文火煲至鸽肉烂，加入冰糖，至糖溶化即可。亦可隔水炖之，此量可供1～2人用。可滋阴润肺、补脾益气、美容润肤。

◆ 猪蹄黄豆煲，冬天让肌肤不再感冒

寒冷的冬季里，女孩们都裹上了厚厚的棉衣，身上是暖和了，可是面部皮肤还暴露在寒风中，脸蛋、耳朵都冻得红彤彤的。进到温暖的屋里，脸上就开始发热，尤其是耳朵最热。一次两次还好，如果经常让面部肌肤承受这么大的温差变化，它也会"感冒"的，起皮、发红、脸色暗淡等问题就都出来了，其实这些就是皮肤生病的表现。

所以，冬天里一定要护理好自己的皮肤，否则皮肤"感冒"了影响颜面不说，还很不好治。《本草纲目》中就记载了猪蹄的美容功效，值得我们一试。

猪蹄、猪皮等食物中胶原蛋白很丰富，冬季里煲一锅猪蹄黄豆，美容功效非常好。

先用清水泡黄豆，后把猪蹄洗净，放入水中，加料酒、葱、姜煮40分钟后（此时，汤已变成乳白色），捞出切块。起油锅，加入猪蹄煸炒，加入料酒，盖盖稍焖，然后加入黄豆、生抽、胡椒粉，再加一些煮猪蹄的浓汤，中火炖15分钟后改小火直至猪蹄酥软，撒上葱花即可。

猪蹄富含胶原蛋白，有美容作用，而且还能补血、祛寒热、解药毒，民间一直有"冬食猪蹄胜补药"之说。大豆富含植物雌激素，有防

第三章　找到适合自己的营养方案

治血脂增高、提高非特异性免疫功能的作用。

◆ **拯救经期里的"瞌睡虫"**

女性朋友恐怕多半都有这样的经历：经期来了，无论自己怎么克制，似乎都改变不了昏昏欲睡的状态，而且即便腾出时间来大睡一天，但第二天仍感觉困意绵绵。女性经期嗜睡，它就像女性每个月定了时的"闹钟"，通常会在月经期间及月经来的前两三天，准时给女性带来无法克服的困倦，即便你主观上试图保持清醒，但还是忍不住想睡觉。从根本上讲，导致这种现象的发生是身体的能量系统出了偏颇。具体主要有两大方面原因：气血不足和脾虚湿困。

气血不足的女性，通常身体偏瘦，脸色显得暗黄。到了经期，这类女性通常会有心跳加快和眩晕的感觉，即使不参与任何运动也是如此。同时，她们的月经量较少，经血颜色较淡且稀薄。平时，你可能看不出来，但到了经期，她们仿佛变成了一个纯粹的"瞌睡虫"，每天只想睡觉，尤其在每餐进食后，睡意表现得尤其明显。

属于此类情况的女性，可买些新鲜菠菜和猪肝，将菠菜洗净切段，氽烫后沥干水分；然后将猪肝洗净，切片，加酱油、淀粉，拌匀腌10分钟，放入滚水中氽烫，捞出，沥干；最后放入少许姜片及猪肝煮熟，再放入菠菜、盐及鸡精等调味。由于猪肝煮久了易老，所以切片时尽量薄一些，氽烫时要快一些。

至于脾虚湿困所致的经期嗜睡女性，身材多数偏胖，而且脸部会有明显的水肿。她们多半患有贫血，平时常出现大便偏稀，白带和经血的量也较正常人多。这类女性在月经来临前就开始出现昏昏欲睡，她们即使是刚刚睡醒，也会呈现出一种四肢无力、头重脚轻的困倦模样。再有，她们中的很多人还会在经期及前后一两天出现脚部较平时出汗多的现象。

中医里讲，脾主运化，人体的能量代谢，包括能量的吸收与释放，都离不开脾的努力，所以这类女性要想彻底解决经期嗜睡的烦恼，必须从调养脾脏着手。茯苓既可以健脾，又可以化湿，还可以养心安神，与山药一起煮粥，可以很好地调养脾脏。

每次可以准备山药50克、茯苓50克、粳米250克，然后先将粳米炒焦，最后与山药、茯苓一同加水煮粥即可。

一个女人从青春期到绝经期，有30多年的时间都在和月经打交道。在这段漫长的时间里，如果天天都拖着一副昏然欲睡的躯体，会错过多少人生的美好时光。所以，如果你在经期是个"瞌睡虫"，那就尽快调理一下吧。

◆ 痛经了，这些东西不要碰

从经期饮食的宜忌上来看，有痛经经历的女性，需要避讳的饮食主要有以下3种：

1. 生冷寒凉食物

妇女平时或经期，如嗜食寒凉生冷食物，血为寒凝，以致血行受阻，不通则痛，可致痛经；且多食此类食物，易伤脾阳，使寒湿不化，伤于下焦，客于胞中，血被寒凝致痛经。所以素体气阳虚者，或女性正值经期或经期前后，应忌食生冷和寒凉性食物。此类食物包括：各类冷饮、生拌凉菜、螃蟹、田螺、蚌肉、蛏子、梨、柿子、西瓜、黄瓜、荸荠、柚子、橙子等。

2. 酸涩食物

酸涩食物味酸性寒，具有固涩收敛的作用，使血管收缩、血液涩滞，不利于经血的畅行和排出，故痛经者忌食此类食物。酸性食物包括米醋、酸辣菜、泡菜、石榴、青梅、杨梅、草莓、杨桃、樱桃、酸枣、芒果、杏子、李子、柠檬等。

3. 刺激性食物

有一部分痛经病人，是由于湿热蕴结胞宫所致。如此类病人再食辛辣温热之品，会加重盆腔充血、炎症，或造成子宫肌肉过度收缩，而使痛经加重。辛辣温热之品有辣椒、胡椒、大蒜、葱、姜、韭菜、烟、烈酒及辛辣调味品等，痛经病人应该尽量少接触或者不接触这类食物。

◆ 补对营养元素，愉快度过月经期

据统计，有近80%的女性在来月经前都会感到这样或那样的不适：腹痛、胸闷、烦躁、长痘痘……各种讨厌的症状群起而攻，叫人不胜烦恼。营养专家曾指出，经前不适与营养素的缺乏有关，只要补充相应的营养元素，女性朋友就能轻松愉快地度过这段时间。

有的女性朋友每次月经前都会变得喜怒无常，容易哭泣、抑郁，情绪波动很大，有时连自己都不明白为什么会这样。研究表明，那些摄入了足够B族维生素的女性，在经前则能够保持情绪的稳定，这是因为B族维生素能帮助合成提升情绪的神经传递素。如果和镁制剂一起服用的话，B族维生素还能缓解经前焦虑。所以，女性朋友经期可以多吃些含B族维生素较高的食物，如菜花、胡萝卜等。

有的女性朋友一临近经期，就会发现自己的胸部变硬，乳房胀痛到一点都不能碰。其实这也是经前综合征的常见症状之一，表明你体内缺乏维生素E了。这种营养物质能减少前列腺素的产生，而前列腺素是一种能引发一系列经前疼痛的物质。维生素E还能缓解腹痛。对此，女性朋友可以在经期多吃些植物油、菠菜、谷物等富含维生素E的食物。

有的女性朋友在经前的一个星期就会感觉到断断续续的腹痛，当临近经期的2～3天，这种疼痛就变得更加剧烈。腹痛是最为常见的经前问题，如果女性在每天的饮食中多摄入一些Ω-3脂肪酸就能缓解40%的腹痛。Ω-3脂肪酸能减少女性体内一种荷尔蒙的分泌，而这种荷尔蒙可能在经前期加剧子宫收缩引起腹痛。Ω-3脂肪酸还能缓解因经前综合征引起的焦虑。有这种症状的女性应多食用深海鱼类，如三文鱼、金枪鱼。

有的女性朋友从经前1周就开始失眠，即使睡着了也很容易惊醒，觉得疲惫不堪，体力不支。因为荷尔蒙的变化，大约有60%的女性在经前1周都不容易入睡。不过色氨酸能有效提高睡眠质量，身体会利用色氨酸来产生一种化学复合胺，帮助你安然入睡。有这种症状的女性应多食用火鸡肉、牛肉和山核桃。

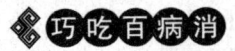

有的女性朋友每个月都能准确地知道自己的来潮时间，因为在那之前，讨厌的痘痘总是准时出现在她们的脸上。痘痘找麻烦是女人最烦恼的事，一项研究表明，不长痘痘的女人体内锌的含量明显比长痘痘的女人高。锌能阻碍一种酶的生长，这种酶能够导致发炎和感染。此外，锌还能减少皮肤油脂分泌，减少感染机会。所以要消灭小痘痘，可以多食用牛肉、羊肉、虾和南瓜，给自己补点儿锌。

◎ 健康老人的营养良方

◆ 固守精气神，是中老年健康长寿的秘诀

古人认为，天有三宝"日、月、星"，地有三宝"水、火、风"，人有三宝"精、气、神"。养生，主要养的就是人的"精、气、神"。古代养生家遵循正确的修炼方法，往往能够获得健康和高寿。中医有"精脱者死""气脱者死""失神者亦死"的说法，可见"精、气、神"三者，是人体生命存亡的关键所在。只要人能保持精足、气充、神全，自然会祛病延年。《灵枢·本藏篇》云："人之血气精神者，所以养生而周于性命者也。"（人体血气精神的相互为用，是奉养形体，维护生命的根本。）可见古人对这三方面的调护、摄养极为重视。那么，精、气、神到底是什么呢？"精"就是食物的精华，说明养生首要在于良好的饮食、充沛的营养；"气"可以当作是外在之气，如"地气""清气"等，代表了人们生存的外在环境，"气"还可以当作是人体的元气；而"神"则代表了人的思想、心灵、精神和灵魂及其表现。

精、气、神是构成中国传统养生和生命学说的重要部分。那么，我们如何来养护我们的精、气、神呢？可以说方法有很多种，而食补则是其中极为重要的一环。

所谓"食补"，就是根据身体的需要，调整膳食结构，科学配餐，注重蛋白质、碳水化合物、脂肪、矿物质、维生素、水、膳食纤维等

营养素的比例，以及粮食、果蔬和动物性食物的合理搭配。"五谷宜为养，失豆则不良，五畜适为益，过则害非浅，五菜常为充，新鲜绿黄红，五果当为助，力求少而数，气味合则服，尤当忌偏独，饮食贵有节，切切勿使过。"这是中华民族对传统膳食结构的精辟论述。

此外，膳食应结合四时气候、环境等情况，做出适当的调整。比如，夏季暑热兼湿，肌腠开泄，出汗亦多，因此，炎暑之季，宜食甘寒、利湿清暑、少油之品，如西瓜、冬瓜、白兰瓜等，常饮绿豆汤，并以灯芯草、竹叶、石膏、酸梅、冰糖煎水代茶饮，取其清热、解暑利湿、养阴益气之功。盛夏季节，平素为阳虚体质，常服人参、鹿茸、附子等温补之品的人，也应减少服用或暂停服用。

人到中年后常常感觉人生好像进入了一个不断失去的过程，身体机能的退化、子女的成家、婚姻的琐事、时代的变迁，都使得中年人心情长期处于郁闷状态，感到灰心，这也会影响健康。中年人要保住健康，就要有个良好的心态。

◆ 老人食不香，可能缺锌了

经常有老人说自己没有食欲，即便再想吃的饭，到了嘴边也吃不了两口。其实使胃口变差的罪魁祸首很可能是缺锌。

现代医学研究表明，动物性食物的含锌量比植物性食物的含锌量高。然而，现在不少老人都主张吃素，自然而然，锌的摄入量就少了。

那么该怎么补锌呢？我们没有必要非得吃含有锌元素的营养品，完全可以从食物中得到。也许有人觉得，通过饮食什么时候才能补足，而服用含锌的药物很快就能补上来。这种想法可是大错特错了。要知道，即便是医生，也只能检查出您是否缺锌，却不能判断出您到底缺多少锌，而这就出现了一个问题，吃多少锌才算够量，是两片还是一瓶？每个人缺锌的量不同，自然吃的标准也就不同了。而食物大多含有多种维生素和微量元素，人体会有目标地吸收选取身体所需的营养成分，从而保持身体的平衡。

吃纯含锌的药物很可能一不小心把锌给补多了，以致身体不能吸收而将其当成垃圾堆积在体内。所以，对于补锌，还是从食物中摄取比较好。海产品、牛奶、花生、芝麻、莲子、核桃、杏仁、芹菜等含锌都比较丰富。

◆ **食疗有法宝，老年痴呆症"束手就擒"**

老年痴呆症与脑萎缩密切相关。人到老年，全身各器官都有不同程度的退化性萎缩改变，大脑尤其明显。80岁老人的脑重与青壮年相比可减少6.6%～11%。老年痴呆的症状主要表现为：最初多从健忘开始，严重的记忆力减退是其主要症状，如迷路、不识家人、不能进行简单计算等智力下降现象；然后出现精神症状和性格改变，如自私、性情暴躁、吵吵闹闹、打骂别人、毁弃衣物等反常行为；最后发展到缄默、痴呆、生活不能自理，以致卧床不起。

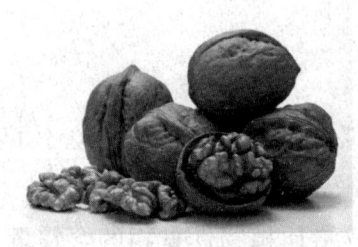

针对老年痴呆症患者，要让他们多进食含维生素C、维生素E、胡萝卜素和富含微量元素硒的抗氧化食物，含维生素C较多的食物，如柑橘、柚子、鲜枣、香瓜、西蓝花、草莓等；含维生素E较多的食品，如麦芽制品、葵花子油、甜杏仁等；含有胡萝卜素的食物，如胡萝卜、甘蓝、菠菜等；含硒较多的食物，如洋葱、卷心菜、海鲜等。鲜豌豆、豇豆、紫苜蓿嫩芽等，都含有较多的过氧化物酶，也能对抗自由基。此外，一些发酵食物，如发面馒头、酿造醋中均含氧化酶较多，也有益于延缓脑衰老。

老年痴呆症患者还要多进食能合成胆碱的食物，从而加强神经细胞功能，有益于老年痴呆症的防治，故宜多食豆制品。人体缺铜可引起贫血、皮肤毛发异常（如白癜风）、骨质疏松，也可引起脑萎缩。故缺铜者宜适当补充含铜丰富的食物，如坚果类、叶菜类、甲壳类水产品。如病人胆固醇不高，也可进食动物肝、肾等肉类食物。同时多补充维生素B_{12}

和叶酸，多吃豆类、奶类和蔬菜，增强免疫球蛋白生成率和抗病毒能力，避免对神经细胞的损伤，缓解病情。

患有老年痴呆症的患者应忌甜食过量，因过量的甜食会降低食欲，损害胃口，从而减少对蛋白质和多种维生素的摄入，进而导致机体营养不良，影响大脑细胞的营养与生存；忌食含铝食物，比如油条等加铝的膨化食物；忌嗜酒，嗜酒会极大损害身体，加快脑萎缩。

下面为这类患者推荐一些保健作用比较好的食物：

核桃：含丰富的不饱和脂肪酸——亚油酸，吸收后成为脑细胞组成物质。

芝麻：补肾益脑、养阴润燥，对肝肾精气不足、肠燥便秘者最宜。

莲子：养心安神，益智健脑，补脾健胃，益肾固精。

花生：常食可延缓脑功能衰退，抑制血小板凝聚，防止血栓形成，降低胆固醇，预防动脉硬化。

大枣：养血安神，补养心脾，对气血两虚的痴呆病人较为适宜。

桑葚：补肾益肝，养心健脾，对肝肾亏损、心脾两虚的痴呆病人尤为适宜。

松子：补肾益肝，滋阴润肺，对肠燥便秘、干咳少痰的早老性痴呆病人尤为适宜。

山楂：活血化瘀，富含维生素C，适于早老性痴呆及高脂血症、糖尿病、痰浊壅塞、气滞血瘀患者。

鱼：痴呆病人脑部的DHA不饱和脂肪酸水平偏低，而鱼肉中这种脂肪酸含量较高。

此外，桂圆、荔枝、葡萄、木耳、山药、蘑菇、海参等，对痴呆症患者均有益。

除了饮食外，防治老年痴呆症，老年人可以试试"九个一分钟"养生法。

1. 手指梳头一分钟

用双手手指由前额至后脑勺，依次梳理，增强头部的血液循环，增加脑部血流量,可防脑血管疾病,且可使发黑又有光泽。

2. 轻揉耳轮一分钟

用双手手指轻揉左右耳轮至发热舒适。这是因为耳朵布满了穴位,这些穴位通向全身。这样做可使经络疏通,尤其对耳鸣、目眩、健忘等症,有防治之功效。

3. 转动眼睛一分钟

眼球可顺时针和逆时针运转,能锻炼眼肌,提神醒目。

4. 叩齿卷舌一分钟

轻叩牙齿和卷舌,可使牙根和牙龈活血并健齿。卷舌可使舌活动自如且增加其灵敏度。

5. 伸屈四肢一分钟

通过伸屈运动,使血液迅速回流到全身,供给心脑系统足够的氧和血,可防急慢性心、脑血管疾病,增强四肢关节的灵活性。

6. 轻摩肚脐一分钟

用双手掌心交替轻摩肚脐,因肚脐上下是神阙、关元、气海、中脘等各穴位所在位置,尤其是神阙能预防和治疗中风。轻摩也有提神补气之功效。

7. 收腹提肛一分钟

反复收缩,使肛门上提,可增强肛门括约肌收缩力,促使血液循环,预防痔疮的发生。

8. 蹬摩脚心一分钟

仰卧以双足足跟交替蹬摩脚心,使脚心感到温热。蹬摩脚心后可促进全身血液循环,有活经络、健脾胃、安心神等功效。

9. 左右翻身一分钟

在床上轻轻翻身,以活动脊柱大关节和腰部肌肉。

◆ **如皋老人长寿膳食四字诀:淡、杂、鲜、野**

分析如皋长寿老人的膳食习惯,综合起来有四个原则:淡、杂、鲜、野。不要小看这简单的几个字，里面蕴含的养生之道值得我们好好思考。

1. 淡

如皋人的饮食习惯是粗茶淡饭，以素为主，拒绝大鱼大肉、重油重糖，拒绝大吃大喝、暴饮暴食。青菜、萝卜、豆腐是如皋人的当家菜、家常菜，通过采访如皋100位百岁寿星，发现他们爱吃的蔬菜依次是青菜、韭菜、菠菜。如皋人无论多忙，天天都要有个"下锅菜"，鱼、肉不一定天天有，但绿叶蔬菜则是一天不缺的。其实，自古人们就提倡清淡饮食，现代医学更明确指出：酸辛太过，会诱发或加重溃疡病；食用糖过多，与心血管疾病、糖尿病、肥胖病、近视、龋齿都有关系；食用盐过多，是引起冠心病、高血压、动脉硬化等心血管病的重要原因。多吃肉特别是肥肉，容易引起心血管系统的疾病；而少吃肉，多吃些蔬菜、水果是很有益的。如皋俗谚道："鱼上火，肉生痰，豆腐青菜保平安。""冬吃萝卜夏吃蒜，生姜四季保平安。""大麦糁儿加把米，吃了活到九十几。""青菜清火，豆腐定心，萝卜化痰，芹菜生津。"如皋人将这些谚语身体力行，真正形成了自己的健康饮食特色。

2. 杂

如皋人的饮食非常丰富，什么都吃，不单一，因此摄入营养比较全面、均衡，能够满足身体各部位的需要。如皋百岁寿星93%以上既吃大米、面粉等细粮，又食玉米、大麦等粗粮；他们吃的稀粥主要是粳米、玉米面、大麦糁。粗粮、细粮、蔬菜、水果、花生、白果等，既有正餐，又有小吃，还有零食。花生、蚕豆之类的炒货，人们口袋里往往不缺，随时取食。"样样都吃不拣嘴"是如皋寿星的长寿之道。

3. 鲜

如皋地区田畴平旷，河港交错，是新鲜食物的天然仓库，如皋人吃东西讲究个"出水鲜"。所以，肉要当天宰的，虾要当天捞的，鱼要活蹦乱跳的，文蛤要现劈的，蔬菜要带露的，毛豆要早上剥的，豇豆要早上摘的，芋头要当场刮的，豆腐、茶干绝对要当天做的！这样原汁原味

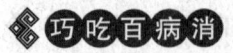

的新鲜食物营养成分破坏的才最少,也许如皋人并不明白太多关于膳食营养方面的科学知识,但是他们祖祖辈辈传下来的就是最健康的最令人羡慕的科学膳食之道。

4. 野

俗谚说:"如皋人,生得怪,有菜不吃吃野菜。"其实这是大自然为如皋人采吃野菜、回归自然提供的优越条件。如皋滨江临海,四季分明,气候湿润,日照充足,无霜期长,适宜野菜生长,所以如皋人饭桌上一年四季都有新鲜的野菜佐餐。春天的香椿头、枸杞头、榆树头、马齿苋、野苋菜,夏天的芦笋、小蒜,秋天、冬天采之不尽、食之不竭的胡萝卜缨、荠菜、毛老虎、鹅儿头、紫花草、家灰条等,都是如皋人的自然美味。

特别受如皋人欢迎的黄花(苜蓿),炒则碧绿碧绿,腌则金黄金黄,吃起来极富营养。黄花富含氨基酸,吃起来鲜而且香。它含有蛋白质、碳水化合物及各种维生素。如皋人还喜欢吃蕈子,它是一种黑褐色的"土蘑菇",一丛丛地生长在老树根、草丛里,不仅口感上比人工培育的蕈子好吃,营养也丰富,除含蛋白质、脂肪、钙、铁、烟酸、维生素C外,磷的含量尤其充沛,每100克含量可达66毫克,可谓是补脑健身的美食佳品。

归纳如皋人的膳食四字诀,我们可以体会到如皋人亲近自然、舒适惬意的生活状态和悠然自得的心境,这是最可贵的,也是最能让人贴近健康的生活方式。

◆ 人老腿先老,养好双腿人不老

俗话说"人老腿先老",指的是人一进入老年,腿部的运动机能较之手臂早衰,常表现为腿的行为不利索,发软无力。那为什么"人老腿先老"呢?因为人开始步入老年以后,腿部肌肉就开始减少,骨质逐渐疏松、软化,弹性韧性降低,如果再不注意锻炼,很多器官就会加快退化,迅速衰老。还有专家认为:腿部肌肉紧实的人必然也有颗强壮的心脏。所以，如果腿脚很利落，走路很稳健，这样的老人必然高寿。那么，老年人怎样来养腿呢？饮食、运动、保暖缺一不可。

饮食上要注意清淡，尤其是盐不要多吃，平时多吃一些茎菜（如芹菜）、蒿子秆和瓜菜（如西葫芦、丝瓜）等。在这里，向大家介绍几款强健双腿的食疗方：

1. 羊肝炒韭菜

取熟羊肝100克，春韭菜200克。将羊肝切成片；韭菜去杂质，洗净，沥干水，切成段。炒锅内加植物油适量，烧热，将羊肝与韭菜一起入锅，炒熟，加精盐调味即成。

2. 海参木耳炒鱼片

取海参30克，木耳10克，黄花鱼1条（约250克），料酒、生姜、精盐、胡椒粉各适量。将海参、木耳泡发好，洗净，海参切块，木耳撕成小片；黄鱼去头和内脏，洗净，鱼肉切成片；炒锅加适量植物油烧热，将海参和鱼片一起入锅煸炒，再加入木耳、姜片、料酒、精盐、胡椒粉，同炒至熟即可。每日或隔日1次，佐餐食用。

要想养护好双腿，还要禁忌久坐。人老了，腿脚不利索了，人就不爱动弹。气血本来就不畅，再加上久坐，就更不通了。这里给大家介绍几种老年人养腿的运动方法：

1. 扭膝

两足平行靠拢，屈膝微向下蹲，双手放在膝盖上，顺时针扭动数十次，然后再逆时针扭动。此法能疏通血脉，治下肢乏力、膝关节疼痛等症。

2. 揉腿肚

以两手掌紧扶小腿，旋转揉动，每次揉动20～30次，两腿交换揉动6次。此法可以疏通血脉、加强腿的力量，防止腿脚酸痛和乏力。

3. 甩腿

手扶树或扶墙，先向前甩动小腿，使脚尖向前向上翘起，然后向后甩动，将脚尖用力向后，脚面绷直，腿亦伸直，两条腿轮换甩动，每次甩80～100下为宜。此法可防半身不遂、下肢萎缩、小腿抽筋等症。

4. 蹬腿

晚上入睡前，可平躺在床上，双手紧抱后脑勺，由缓到急进行蹬腿运动，每次可持续3分钟，然后再换另一条腿，反复8次。这样可使腿部血液畅通，使人尽快入眠。

5. 按摩腿

用双手紧抱一侧大腿根，稍用力从大腿根向下按摩直至足踝，再从足踝往回按摩至大腿根。用同样的方法再按摩另一条腿，重复10～20遍。这样可使关节灵活，腿肌力增强，也可预防小腿静脉曲张、下肢水肿及肌肉萎缩等。

6. 搓脚

将两手掌搓热，然后搓两脚各100次。经常搓脚，可滋肾水、降虚火、舒肝明目，还可防治高血压、眩晕、耳鸣、失眠、足部萎缩酸疼、麻木水肿等。

7. 暖足

暖足就是每晚用热水泡脚，可使全身血液流通，利于身心健康，还可有效预防心绞痛。

◎ 婴幼儿的营养指南

◆ 婴儿：母乳喂养，食品辅助

婴儿在出生后到满1周岁，是孩子生长发育最快的一年。在这一年内体重可以达到出生时的2倍，因此需要在营养上满足其快速生长发育的需求。

1. 蛋白质

人乳和牛乳中乳白蛋白与酪蛋白的比率不同。人乳中乳白蛋白占总蛋白的70%以上，与酪蛋白的比例为2∶1；牛乳的比例为1∶4.5。乳白蛋白可促进糖的合成，在胃中遇酸后形成的凝块小，利于消化。而牛奶中大部分是酪蛋白，在婴儿胃中容易结成硬块，不易消化，且可使大便干燥。

2. 氨基酸

人乳中含牛磺酸较牛乳为多。牛磺酸与胆汁酸结合，在消化过程中起重要作用，它可维持细胞的稳定性。

3. 乳糖

母乳中所含乳糖比牛羊奶含量高，对婴儿脑发育有促进作用。母乳中所含的乙型乳糖有间接抑制大肠杆菌生长的作用。而牛乳中是甲型乳糖，能间接促进大肠杆菌的生长。另外，乙型乳糖还有助于钙的吸收。

4. 脂肪

母乳中脂肪球少，且含多种消化酶，加上小儿吸吮乳汁时舌咽分泌的舌脂酶，有助于脂肪的消化。故对缺乏胰脂酶的新生儿和早产儿更为有利。此外，母乳中的不饱和脂肪酸对婴儿脑和神经的发育有益。

5. 无机盐

母乳中钙磷的比例为2∶1，易于吸收。对防治佝偻病有一定作用。而牛奶为1∶2，不易吸收。

6. 微量元素

母乳中锌的吸收率可达59.2%，而牛乳仅为42%。母乳中铁的吸收率为45%～75%，而牛奶中铁的吸收率为13%。此外，母乳中还有丰富的铜，对保护婴儿娇嫩的心血管有很大作用。

可能现在有人说，奶粉的营养比母乳要高，所以奶粉更好。那我就问您，是营养越高越好吗？蜂蜜、燕窝营养足够高，您能天天吃吗？当然不能这样！这绝对不是营养高就是好，因为只有最均衡，最适合的，才是最好的。母乳是婴儿唯一理想的均衡食物，而且独具免疫物质，有利于婴儿的健康成长。母乳喂养也有利于母子双方的亲近和身心健康。一般而言，婴儿获得母乳喂养至少在4个月以上，最好能够维持1年。如果不能提供母乳，例如，孩子患先天性疾病，或者妈妈因病不能哺乳，这时候就应该为婴儿选择各种营养齐全的、经卫生部门许可出售的配方奶制品或其他同类产品，并严格根据产品使用说明喂养。

新妈妈们要谨记以下几点：一是在孕期就应做好哺乳的准备，做好乳房的保健，保证乳房的正常发育并保证营养。二是产后应尽早开奶，做到母婴同室。

坚持喂哺母乳一般可满足婴儿出生后4～6个月的营养需求，但为确保婴儿发育的需要与预防佝偻病的发生，应在出生1个月后，在哺乳的同时，补充安全量的维生素A及维生素D（或鱼肝油），但应避免过量补充维生素。

在母乳喂养4～6个月至1岁断奶之间，有一个长达4～6个月的断奶过渡期。此时应在坚持母乳喂养的条件下，有步骤地补充为婴儿所接受的辅助食品，以满足其发育需求，保证婴儿的营养，顺利地进入幼儿阶段。过早或过迟补充辅助食品都会影响婴儿的生长发育，但任何辅助食品均应在优先充分喂哺母乳的前提下供给。

补充断奶过渡食品，应该由少量开始到适量，由一种到多种试用，密切注意婴儿食后的反应，并注意食物与食具的清洁卫生。在通常情况下，婴儿有可能对一些食物产生过敏反应或不耐受反应，例如，皮疹、腹泻等。因此每次开始供给孩子一种食物，都应从很少量开始，观察3天以上，然后才增加分量，或试用另一种食物。

辅助食物往往从谷类，尤以大米、面粉的糊或汤开始，以后逐步添加菜泥、果泥、奶及奶制品、蛋黄、肝末及极碎的肉泥等。这些食物应加入适量的食用油，但不必加入盐。

◆ **幼儿：每日饮奶，不偏食不挑食**

婴儿断乳后进入幼儿阶段（1～2岁），必须全靠摄取其他食物，以供全身对营养物质的需求。幼儿阶段机体处于生长发育高峰，饮食必须含有丰富的营养。

祖国医学对幼儿的食养卫生一贯非常重视，其幼儿食养的观点可归纳为以下两点：

（1）小儿脾常不足。脾胃为后天之本，生化之源。由于小儿发育迅速，所需水谷精气的供养相对地比成人更为迫切，但饮食的质和量则必须与各个时期的需求恰当地配合。若乳食不当，或过饥过饱，均会影响其脾胃功能，导致疾病的发生。

（2）小儿为纯阳和稚阴稚阳之体。纯阳之体是指小儿犹如春天的花木，欣欣向荣，代谢异常旺盛，对水谷精气等营养物质要求殷切，需要不断补充。另一方面小儿机体柔弱，脏腑娇嫩，阴阳二气尚属不足，对水液的代谢需要也较成人为高，故易于伤阴而有失液之虞，这就是小儿的稚阴稚阳的情况。在小儿的食养中必须充分注意这些生理特点，调乳母、节饮食、慎医药是小儿食养的总原则。

幼儿处在不断发育成长的旺盛时期，尤以婴幼儿全身各种器官都在相应地按比例快速生长，是整个小儿时期中最旺盛的增长阶段，因此对热量和各种营养素的需要量也格外大些。婴幼儿所需的主要营养素如下：

1. 供给蛋白质的食物

孩子越小，所需蛋白质的比例就越大。富含优质蛋白质的食物，主要有如下几种，家长可根据经济情况，予以选用。

（1）牛奶。牛奶是婴幼儿除母乳以外的最好的富含蛋白质的食物。它不仅含有大量优质的蛋白质，而且脂肪也多，钙质也丰富，还含有维生素A和核黄素。这些营养素都很容易被婴幼儿吸收利用。因此，1~3岁幼儿，除主食外，应以牛奶为基本食物。3岁以后，只要经济条件许可，每天至少要喝250毫升牛奶。

（2）禽蛋。禽蛋的蛋白质营养价值最高，含有丰富的维生素A和脂肪，还含有较丰富的核黄素，是婴幼儿很好的食物。

（3）瘦肉。动物的瘦肉，除了富含蛋白质外，还含有铁、硫胺素和脂肪。

（4）肝脏。家畜、家禽的肝脏，都含有丰富的蛋白质、维生素A、

维生素 B_2（核黄素）、维生素 B_{12} 和铁。幼儿每周至少应食用肝脏1~2次。

（5）动物血。动物血富含蛋白质、铁及其他营养素。动物血价格便宜，如烹调得法，让幼儿爱吃，则再好不过。

（6）大豆及大豆制品。大豆的蛋白质含量高达38%，比瘦肉高2倍。大豆中的脂肪、铁及B族维生素含量也高。但大豆的蛋白质不易消化，要长时间细火慢炖，方可让1~3岁的小儿食用。但是，大豆制品，如豆腐、豆浆、豆干等，则较易消化。4~6岁的小儿，可吃大豆制品。

2. 供应维生素 C、胡萝卜素和矿物质的蔬菜和水果

（1）深色蔬菜。胡萝卜、油菜、小白菜、芹菜、菠菜等深色蔬菜，胡萝卜素含量高，而且是婴幼儿维生素 A 的主要来源，并含有一定的钙和铁。因此，婴幼儿吃蔬菜，应以深色蔬菜为主。

（2）浅色蔬菜。萝卜、花菜、卷心菜、大白菜等浅色蔬菜，也含有一些维生素 C 和矿物质，但不如深色蔬菜丰富。

（3）水果。一般水果的营养成分与浅色蔬菜相近，但枣子、山楂、柑橘、柚子等水果，含维生素 C 极丰富。

经济条件许可时，应安排孩子吃水果。条件有限者，可用蔬菜代替水果。很多家庭以水果取代蔬菜，这是不对的。

3. 以提供热能为主的谷类、油脂和糖

谷类供给幼儿所需热能的50%~60%，还可提供30%以上的蛋白质，谷类还是维生素 B_1、烟酸的主要来源。谷类的维生素和无机盐主要分布在谷胚和麦皮之中，因此，应注意粗细搭配，少吃精米精面。吃糖不宜太多，要注意口腔卫生，以防龋齿。

4. 调味品

调味品包括盐、酱油、醋、味精等，营养价值不高，但可促进小儿食欲。

但值得注意的是，不要使营养过剩而导致不良后果。现在人们生活水平普遍提高，又均为独生子女，多备受父母溺爱。面对市场上琳琅满目的食品，父母总是顺应幼儿的心意，要什么就买什么，往往使幼儿过食、偏食及零食不离口，结果忽视了"食贵有节"而造成营养过剩。

营养过剩会造成两种不同的后果：一是养出个胖墩儿。肥胖不等于健康，如服了含性激素的小儿"保健品"，结果不仅使小孩易发胖，还可出现性早熟而引发后患；肥胖儿还会为成年后埋下糖尿病、高血压的祸根。二是摄入过多的食品，孩子不但没有发胖，反倒越多吃越瘦弱。这是由于食之过多，多而不化，伤害了娇嫩的脾胃，使消化吸收功能发生障碍，饮食的营养不能为机体所用，反而形成了营养不良的现象。因此，对小孩的饮食调理，既要富于营养，又要利于消化；既要满足机体生长发育的需要，又要防止营养过剩。

◎ 孕产妇的营养宝典

◆ 孕育健康宝宝，提前使用营养素

生孩子是人生中的一件大事。我们不说当父母的都希望自己的孩子聪明健康，将来面对社会的竞争，有足够的准备，就说最低的要求，也是希望孩子平安，没有先天的缺陷。孩子是父母的希望，所以我们愿意把最好的给他们。由此，家长们便会倾尽全力。其实，若是能在怀孕期间就给足了胎儿营养，让他们发育良好，那么他们先天地就有优势。正所谓优生优育嘛！

那么，如何才能优生优育呢？现在的报纸、广播和电视，都在宣传优生优育的知识。比如孕期不要乱用药，少上网，减少电脑辐射，尽量避开环境污染，调整好心态，快乐怀孕，注意自己的年龄等。归结起来，这些都是一些措施和办法。优生优育的基础，还是要回归到营养素上面来。

我们对畸形儿特别痛心，可是每年我们国家都会有100万左右的畸形儿出生。很多人都以为，畸形儿是一个概率问题，不可避免。但是，您却不知道，之所以会有畸形儿，还是因为缺乏营养导致的。比如，因

为缺乏叶酸，胎儿的神经管畸形，导致脊柱开裂和无脑；因为缺乏维生素A，导致胎儿的视觉器官发育畸形；因为缺乏铁元素，导致早产和婴儿体重太低；因为缺乏碘元素，导致胎儿痴呆、聋哑。好多准爸妈都没想过，您的认识局限了自己的行为，会导致胎儿先天性的缺陷。他们也一样希望孩子健康聪明，就算没有天生的能力，起码也不会有缺陷。但是，他们自己却不知道该如何正确地补充营养。比如说，一些孕妈妈为了给孩子足够的营养，就刻意地多吃，体重是不断上升，但是营养没补充到孩子身上。到了出生的时候，才发现，孩子体重过低。

孕期是个漫长的过程。都说"十月怀胎，一朝分娩"，这里说的不只是母爱，更是一种态度。孕妈妈积累了十个月的生活习惯和营养，都会给孩子造成影响。所以，孕期的一点一滴都要格外注意。一般说来，在准备怀孕之前，要做好准备。总共分为3个方面，即知识准备、心理准备和营养准备。前两者都需要孕妈妈自我调整和学习，多咨询和沟通，这里就不赘述了。重点来说说营养准备，它也包含2个方面，一是调整饮食，二是补充营养素。

为何要分为两方面呢？因为我们今天的饮食已经无法提供充足且均衡的营养素了。所以，必须补充营养素。如今，在准备要孩子之前，都要做好半年的营养准备。之所以是半年，是因为一方面要解决双方的健康问题，看看身体是否适合怀孕。这就像是在种地之前要松土和施肥，把土地准备好了，才能开始播种。身体也是如此，要修补好了，完全健康才适合怀孕。毕竟，您整天忙碌，头昏脑胀，还经常感冒发热，这样的身体不适合怀孕。另一方面，拿出时间来准备，是为了让孕早期能安全度过。因为忙碌，很多人怀孕都是不自知的。通常说来，是因为月经没来，检查后才发现怀孕。而此时，已经过去一个多月了。孕早期是非常关键的，因为大多数胎儿畸形都是出现在这一时期。此时是受精卵长成人形的过程，最害怕有外来的细菌或病毒侵害，还有那些生活环境中的化学物质。补充营养素，就是为了防止因为营养缺乏而导致的畸形。因为一旦这些基本营养素缺乏，胎儿出现畸形的概率就高很多。另外，有了充足的营养素，胎儿的免疫力就提高了，能应对细菌、病毒的入侵，提高对于有害物质的清除能力，迅速把危险消灭。如此一来，胎儿就能在一个受到保护的环境中迅速成长，从而度过这段危险期。

怀孕之后，孕妈妈都知道要多补充营养来供给胎儿发育。可是吃得多并不一定说明胎儿吸收得好。临床上经常有这种情况，孕妈妈自己体重很大，但是生出来的孩子却体重偏低。比如，很多孕妈妈体重近100千克，但是孩子只有不到2.5千克。这是为什么呢？因为，吃得多造成营养不均，孕妈妈的肝脏受损，体重增加过快，身体变形了。因为肝脏受损，各种营养物质都转化为脂肪储存下来，胎儿反而得不到足够的营养，所以发育得肯定不理想。再有一个，就是经常出现的妊娠反应，民间叫作"害喜"。其实，这个妊娠反应并不是件好事。许多孕妈妈会因此吃不下饭，营养严重不良，从而影响到胎儿的身体和智力发育。反过来，妊娠反应的出现，说明孕妈妈本身的营养状况就不好，尤其是怀孕前就缺乏蛋白质和维生素B，妊娠反应就更加剧烈。如此，在孕前做好准备也是非常有必要的了。通常说来，在孕前半年能补充足够的营养素，那么孕妈妈就很少出现妊娠反应。即便是有一些表现，也不过是对某些味道不习惯，持续时间也很短。

在补充了营养素，妊娠反应消失后，胎儿得到足够的营养，健康发育，孕妈妈的身体就能保持良好的状态，不会因为饮食多而过度肥胖，保持了良好的体形，就能在生活起居和睡眠运动方面，都应对自如。到了妊娠后期，甚至是临产前，也不会有水肿或高血压等病症。所以，使用营养素对于优生优育意义非常。再根据使用营养素的孕妈妈产后恢复和胎宝宝健康状况对比，则更说明营养素的作用。

再来说说坐月子这事。一个让不少人都困惑的是，外国女人生孩子，在家歇个三五天就上班，就好像过了个周末一样。而我们中国人生了孩子，必须得坐月子。为啥人家能短期内搞定的事，咱们就一定要大张旗鼓呢？

原因很简单，祖宗传下来的。这么一说，有人就更不解了。祖宗传下来的就是好的吗？当然不是，但是祖宗传下来的，就是经过考验的，是有道理的。来说说这个道理吧，之所以坐月子，就是为了给身体足够的时间来恢复、调理。由于分娩时出血多，加上出汗、腰酸、腹痛，非常耗损体力，气血、筋骨都很虚弱，这时候很容易受到风寒的侵袭，需要一段时间的调补，因此产后必须坐月子才能恢复健康。坐月子的目的是在这段时间内做适度的运动与休养、恰当的食补与食疗，能使子宫恢复生产前的大小，气血经过调理也都能恢复，甚至比以前更好，也就将不好的体质在这段时间慢慢改变过来。身体在月子里恢复后，各个方面都会好很多，甚至比生孩子之前还要好。而那些没有恢复好的新妈妈，就会因为营养素不足而出现产后综合征。比如头发脱落、长斑、头痛、失眠、情绪低落、脚后跟痛，甚至是产后抑郁等。身体相应地会有皮肤松弛、肌肉变软、没有弹性、体形无法恢复等，好像一次生产，就把整个人的精华抽光了，一夜间老了一般。所以，很多女性都害怕生孩子，把身体的变化归咎于生孩子。其实，这都是没有调理恢复好才出现的情况，不是孩子惹的祸。

再来说说使用了营养素生下的孩子和没有用营养素生下的孩子的区别。反差可以说是非常大的。补充了营养素的孩子，出生后大部分时间都是在熟睡中，一般每天可以睡20个小时以上。您可别小看睡觉，这对婴儿的神经系统和其他器官系统的生长发育很有好处。睡醒了之后，孩子也不哭不闹，他跟自己玩，饿了就吃，困了就睡，从来不会跟爸妈过不去。这样的孩子长得快，新妈妈也省心。那些没有使用营养素的孩子则不同了，因为营养素缺乏，他身体就不舒服，不容易熟睡，也经常哭闹，非常敏感，睡觉的时候稍有动静，当即就醒，而且马上就哭，怎么哄也都难入睡。新妈妈哄这样的孩子，都是又摇又晃的，还不能在一个地方停下来，必须四处走动。这么一折腾，新妈妈就累得筋疲力尽，别说是坐月子了，正常人都受不了。尤其是到了夜间，孩子来回折腾，总共不过睡2个小时，其他时间都要陪着他。这样下来，谁能熬得住啊？许多新妈妈就因为带孩子，把自己累得情绪低落、失眠、头痛，产后抑

第三章 找到适合自己的营养方案

郁也就顺理成章了。

用了营养素的孩子,生长发育得也特别好。出生时就头发浓密,眼睛明亮。之后学什么都特别快,开口说话、走路也非常顺利,人也很聪明。而没有营养素的孩子,因为营养不良,就会有头发黄、眉毛稀少的表现,脾气还异常古怪,总是怕生人。所以说,营养素对于我们的下一代非常重要。为了让我们的孩子不输在起跑线上,营养素一定要补充。

◆ 孕妈妈的营养方案

孕妈妈的营养需求,在孕期是不断变化的。

怀孕前3个月。首先,胎儿神经管发育的关键时期在怀孕初期第17~30天。此时,如果叶酸摄入不足,可能引起胎儿神经系统发育异常。如果您从计划怀孕开始补充叶酸,就可有效地预防胎儿神经管畸形。孕妇应尽早补充铁,以预防缺铁性贫血及它所带来的不良后果。因为怀孕后,孕妇的血容量扩充,铁的需要量就会增加1倍。如果不注意铁质的摄入,就很容易患上缺铁性贫血,并可能影响胎儿也患上缺铁性贫血。另外,充足的锌对胎儿器官的早期发育很重要,有助于防止流产及早产。在怀孕早期,胎儿的器官发育特别需要维生素和矿物质,特别是叶酸、铁、锌,有助胎儿的健康发育。但是,孕妇通常很难确定自己什么时候怀孕,所以必须从准备怀孕开始,就要注意补充额外的维生素及矿物质。

怀孕的第4~10个月,是胎儿迅速发育及增重的时期,对营养需求相应更多,特别是能量、蛋白质、钙和铁。到怀孕期第4个月时,胎儿所有器官都已形成,以后将会继续增加体重,因此对能量和蛋白质的需求大大增加。充足的蛋白质及能量摄入才能促进胎儿的生长发育并可以减少生下低出生体重儿的机会。这段时期要保证胎儿的骨骼正常发育,钙的需求会增加40%,每天约需要1200毫克钙才能确保母体与胎儿的需求。钙摄入不足,会给胎儿带来严重的后果,可能引致先天性佝偻病。因此,孕妇必须摄取充足的钙,并补充维生素D帮助钙的吸收,才能确保出生的胎儿拥有一个健壮的体格。而在怀孕中、晚期，铁和叶酸以及各种维生素、矿物质的补充依然很重要。为了满足这一阶段胎儿发育成长的各种营养需要，除了日常饮食外，应选择适合自己的营养补充品或复合维生素。

除了要在不同时期注意不同的营养需求外，整个孕期，孕妈妈绝对不能暴饮暴食。

孕期的母亲只知道营养的补充是必然的，但是没有科学的营养观念，尤其是有些孕妇讲求的是好东西多多益善，结果更多的营养被自己的身体吸收了，宝宝反倒没有获取充足的营养成分，结果是宝宝身体轻，而妈妈身体在孕期却是明显地长胖，甚至多出了几十千克重，其实这是不科学的。身体如此肥胖也是不正常的。

所以孕妇在孕期一定要科学合理地饮食，杜绝暴饮暴食的情况发生，少吃多餐，各种营养成分搭配进行，不能单一化营养摄入，食品种类要多样化，蔬菜、水果、干果、豆制食品、奶类食品、鸡、鱼、肉等要合理搭配。适量补充更多的维生素、矿物质成分、微量元素和氨基酸等营养成分，使孕宝宝能够在身体骨骼、智力等方面得到全面的发展。

怀孕是女人一生中的特殊阶段，生一个健康聪明的小宝宝，又是每个孕妇的最大心愿。科学选择食物不仅有利于母体健康，更有益于胎儿的发育。

1. 最佳防吐食物

晨吐是孕妇最难受也是最常见的反应之一，给孕妇带来相当大的痛苦。选择适合孕妇口味的食物有良好的防吐作用，营养学家认为，柠檬和土豆含有多种维生素，对孕妇尤为合适。

2. 最佳保胎蔬菜

菠菜含有丰富的叶酸，每100克菠菜的叶酸含量高达350微克，名列蔬菜之首。

叶酸的最大功能在于保护胎儿免受脊髓分裂、脑积水、无脑等神经系统畸形之害。因此专家主张怀孕早期的2个月内应多吃菠菜或服用叶酸片。同时，菠菜中的大量B族维生素还可防止孕妇盆腔感染、精神抑郁、失眠等常见的孕期并发症。

3. 最佳饮料

绿茶乃微量元素的"富矿"，对胎儿发育作用突出的锌元素就是其中一种。根据测定，在食谱相同的情况下，常饮绿茶的孕妇比不饮者每天多摄取锌14毫克。此外，绿茶含铁元素也较丰富，故常饮绿茶可防贫血。

4. 最佳防早产食品

专家研究发现，常吃鱼有防止早产的作用。

5. 最佳零食

孕妇在正餐之外，吃一点儿零食可拓宽养分的供给渠道，专家建议吃一点儿瓜子，诸如葵花子、西瓜子、南瓜子等。

6. 最佳酸味食品

孕妇往往对酸味食品感兴趣，而孕妇吃酸也确有好处。

不过孕妇食用酸味食品要注意选择。山楂的营养较丰富，但可加速子宫收缩，有导致流产之嫌，故孕妇最好敬而远之。而西红柿、杨梅、樱桃、葡萄、柑橘、苹果等是补酸佳品，孕妇宜食之。

◆ 胎宝宝喜欢妈妈这样吃

孕期的饮食原则：

（1）合理全面的营养。提供胚胎各器官发育需要的各种营养素，同时还应考虑"早孕反应"的特点，适合孕妇的口味。

（2）保证优质蛋白质的供应，孕早期胚胎的生长发育，母体组织的增大均需要蛋白质，是胚胎发育的关键时期，此时蛋白质、氨基酸缺乏或供给不足可引起胎儿生长缓慢，甚至造成畸形。同时早期胚胎不能自身合成氨基酸，必须由母体供给，因此应从膳食中提供充足的优质蛋白质，每天不少于40克，才能满足母体需要。如果不愿吃动物性食物者可以补充奶类、蛋类、豆类、坚果类食物。

（3）适当增加热能的摄入。胎盘需要将一部分能量以糖原形式储存，随后以葡萄糖的形式释放到血液循环，供胎儿使用。胎儿能够利用的能量也主要以葡萄糖为主，母亲应适当增加碳水化合物的摄入量，保证胎儿的能量需要。每天至少摄入150克以上的碳水化合物，以免因饥饿而使体内血液中的酮体蓄积，被胎儿吸收后，对大脑的发育将产生不良影响。脂肪用量也不能过低，以防止脂溶性维生素不能被吸收。

（4）确保无机盐、维生素的供给。为了补充足够的钙质，应多进食牛奶及奶制品，不喜欢喝牛奶的人可以喝酸奶、吃奶酪或喝不含乳糖的奶粉等。呕吐严重者应多食蔬菜、水果等碱性食物，以防止发生酸中毒。

（5）应注意少量多餐，食物烹调清淡，避免食用过分油腻和刺激性强的食物。

（6）孕期不要节食。怀孕期间节食对孕妇和发育中的宝宝都会有潜在的危害。许多减肥方法都可能会导致孕妇缺铁、缺叶酸以及其他重要的维生素和矿物质。请记住，体重的合理增加是健康怀孕的最好标志之一。

（7）不吃生鱼寿司、生牡蛎等食品。生海鲜（例如牡蛎、没煮过的寿司）、未经高温消毒的牛奶或软奶酪、肉酱，以及生的或半熟的肉类和家禽都不应出现在孕期饮食中（并且要注意厨房卫生）。这些食物都可能是细菌的来源，这些细菌会对未出生的宝宝造成伤害。

孕期必须注意忌口，因为一些食物会给胎宝宝造成伤害。

（1）不吃山楂。研究表明，山楂对孕妇子宫有兴奋作用，可促进子宫收缩，倘若孕妇大量食用山楂和山楂制品，就有可能刺激子宫收缩，进而导致流产。尤其是以往有过自然流产史或怀孕后有先兆流产症状的孕妇，更要忌食山楂食品。

（2）孕妇全吃素食，而不吃荤食，就会造成牛磺酸缺乏。因为荤食大多含有一定量的牛磺酸，再加上人体自身亦能合成少量的牛磺酸，因此正常饮食的人不会出现牛磺酸的缺乏。而对于孕妇来说，由于需要牛磺酸的量比平时增大，人体本身合成牛磺酸的能力又有限，加之全吃素食，而素食中很少含有牛磺酸，久之，必然造成牛磺酸缺乏。因此，从外界摄取一定数量的牛磺酸就十分必要了。这种摄取，当然要靠吃些荤菜来补充。我们提倡孕妇要多吃素食，注意荤素搭配。

（3）在怀孕期间，不要大量饮用咖啡、浓茶和可乐类饮料。这类饮料中大都含有较多的咖啡因，咖啡因是一种中枢神经兴奋药物，虽然毒性不大，排泄较快，但对孕妇和胎儿仍有不良作用。口服咖啡因1克以上时，可出现中枢神经系统兴奋症状，如躁动不安、呼吸加快、心动过速等；即使服用1克以下，也有副作用，如刺激胃黏膜、恶心、呕吐、心悸、晕眩、心前区疼等。

（4）少吃盐。因为在怀孕后期神经和内分泌的改变或小动脉痉挛，会引起组织内水盐潴留，从而造成水肿。如果食物中盐分和碱类含量过多，会增加肾脏的负担，引起血压增高、水肿等妊娠高血压综合征。尤其在怀孕中期、后期，食物要尽量清淡一些；在必要的情况下，还要采用无盐膳食。

（5）不吃刺激性食物。刺激性食物主要是指葱、姜、蒜、辣椒、芥末、咖喱粉等调味料和蔬菜。这是因为这些辛辣物质会随着母体的血液循环进入胎儿体内，给胎儿不良刺激。从孕妇身体来说，怀孕后大多呈现血热阳盛的状态，使体内阴津更感不足，会使孕妇口干舌燥、生口疮、心情烦躁等症状加剧。这样，自然不利于胎儿的正常发育。

（6）少吃动物肝脏。这是因为，动物肝脏尤其是鸡、牛、猪肝，每100克含维生素A的平均值为正常每日规定饮食量所含维生素A值的4~12倍。研究表明，维生素A过量会引起发育异常，很可能由于它干扰神经上皮细胞内的DNA合成，使细胞分裂周期延长，导致细胞增殖速度减少，从而表现出各种组织生长、分化异常。有人认为过量维生素A阻碍了腭的生长发育，使两侧腭叶未能及时吻合形成腭裂。

（7）忌吃味精。味精的成分是谷氨酸钠，进食过多影响锌的吸收，不利于胎儿神经系统的发育。腌制食品虽然美味，但内含亚硝酸盐、苯丙苤等，对身体不利。

◆ 产后的营养调理方案

许多人在产后都很注意营养，在产后吃大量的滋补品，这种做法并不科学。其实在产后1～2天最好吃些清淡易消化的食物，以后再逐渐增加含有丰富蛋白质、碳水化合物及适量脂肪的食物，如奶、蛋、鸡、鱼、瘦肉、排骨汤及豆制品等。此外还要注意补充维生素及矿物质，可多吃些新鲜水果和蔬菜等，为了防止便秘，也要吃些粗粮。

产妇每天需要的热量约为3000千卡，其中应包括蛋白质100～200克，相当于每千克体重2克，钙质2克，铁15毫克。如果产孕妇每日能吃主食500克，肉类或鱼类150～200克，鸡蛋3～6个，豆制品100克，豆浆或牛奶250～500克，新鲜蔬菜500克，每顿饭后吃水果1个（苹果、橘子、香蕉都可以），基本上就可满足哺乳期的营养需要。

1. 饮食要富含蛋白质

月子里要比平时多吃一些蛋白质，尤其是优质动物蛋白质，如鸡、鱼、瘦肉、动物肝等；适量饮用牛奶、豆类也是新妈妈必不可少的补养佳品。但也不可过量摄取，不然会加重肝肾负担，还易造成肥胖，反而对身体不利，一般每天摄入90～95克蛋白质就可以了。鸡蛋营养丰富，蛋白质含量高，而且还含有卵磷脂、卵黄素及多种维生素和矿物质，容易消化，适合产妇食用。但也不是吃得越多就越好。有些地区习惯上主张多吃鸡蛋，甚至一天要吃到20～30个，这就没有必要了，因为吃得过多也无法被身体吸收，会白白地被排泄出去，还会影响正常的消化功能。所以，产妇每天不必超过4～6个鸡蛋。

2. 主副食种类要多样化

不要偏食，粗粮和细粮都要吃，不能只吃精米精面，还要搭配杂粮，如小米、燕麦、玉米粉、糙米、标准粉、赤小豆、绿豆等。这样既可保证各种营养的摄取，还可使蛋白质起到互补的作用，提高食物的营养价值，对新妈妈恢复身体很有益处。

3. 多吃含钙丰富的食物

哺乳妈妈对钙的需求量很大，需要特别注意补充，应该每天增加25克左右的蛋白质，避免影响乳汁分泌量。因为从饮食中摄取蛋白质不足时，对乳汁中的蛋白质含量影响不明显，但会影响乳汁的分泌量。

4. 多吃含铁丰富的食物

产后出血及哺喂宝宝，补充铁也是非常必要的，不然容易发生贫血。如果在饮食中多注意吃一些含血红素铁的食物，如动物血或肝、瘦肉、鱼类、油菜、菠菜等及豆类等，就可防止产后贫血。

5. 合理摄取必需脂肪

要注意摄取必需脂肪，其中的脂肪酸对宝宝的大脑发育很有益，特别是不饱和脂肪酸，对中枢神经的发育特别重要。哺乳妈妈饮食中的脂肪含量及脂肪酸组成，会影响乳汁中的这些营养的含量。但也不能摄取过度，脂肪所提供的热能应该低于总热能的1/3。

6. 多吃蔬菜、水果和海藻类

产后禁吃或少吃蔬菜水果的习惯应该纠正。新鲜蔬菜和水果中富含丰富的维生素、矿物质、果胶及足量的膳食纤维，海藻类还可提供适量的碘。这些食物既可增加食欲、防止便秘、促进乳汁分泌，还可为新妈妈提供必需的营养素。海带中含碘和铁较多，碘是制造甲状腺素的主要原料，铁是制造血细胞的主要原料，产妇多吃这种食物，能增加乳汁中的含量。新生儿吃了这种乳汁，有利于身体的生长发育，防止因此引起的呆小症。

7. 多进食各种汤饮

一定要注意多喝汤。汤类味道鲜美，易消化吸收，还可促进乳汁分泌，如红糖水、鲫鱼汤、猪蹄汤、排骨汤等，需注意的是一定要汤和肉一同进食。鸡汤、鱼汤、排骨汤含有易于人体吸收的蛋白质、维生素、矿物质，而且味道鲜美，可刺激胃液分泌，提高食欲，还可促进泌乳。产妇出汗多再加上乳汁分泌，需水量要高于一般人，因此产妇要多喝汤汁。但是专家提醒，在多喝汤的同时，别忘了要多吃些肉，肉比汤的营养要丰富得多，那种"汤比肉更有营养"的说法是不科学的。

8. 不吃酸辣食物及少吃甜食

酸辣食物会刺激新妈妈虚弱的胃肠，引起很多不适。甜食最好只喝红糖水，过多吃其他甜食不仅影响食欲，还易使热能过剩并转化为脂肪，引起产后肥胖。由于红糖所含的葡萄糖比白糖多得多，所以饮服红糖后会使产妇全身温暖。红糖中铁的含量高，可以给产妇补血，红糖中含多种微量元素和矿物质，能够利尿、防治产后尿失禁，促进恶露排出，红糖还有生乳、止痛的效果。但是也不要食用过多，一般饮用不能超过10天，时间过长增加血性恶露，并且在夏天会使产妇出汗更多而体内少盐。

9. 不吃盐渍食物，不饮咖啡

盐渍食物会影响新妈妈体内的水盐代谢，咖啡及含某些香辛料的食品可通过乳汁进入宝宝体内，影响他们的健康发育，特别要加以注意。

10. 忌食生冷

这是坐月子时老人们常说的一句话。在中医看来，这有一定道理。因为生孩子后，产妇身体比较虚弱，尤其是脾胃。此时进食"生冷"食物，会影响脾胃的恢复。

不过，可将水果榨汁，温热饮用。若产后出现大便困难，可以将香蕉加热食用，以润肠通便。但脾胃虚寒明显的产妇，即使在夏季也不宜吃西瓜，以免损伤脾胃。

◆ 剖宫产妇的营养调理方案

剖宫产因有伤口，同时产后腹内压突然减轻，腹肌松弛、肠子蠕动缓慢，易有便秘倾向，饮食的安排与自然产应有差别，一般来说，伤口愈合过程中最需要的营养元素包括：蛋白质、氨基酸、维生素、碳水化合物等。

剖宫产后饮食注意事项：

（1）术后6小时内禁食、禁水。

（2）术后6小时未排气可进食白开水及半流食，半流食包括粥、鱼汤、猪蹄汤等汤类。

（3）排气后可进食任何食物，为了促进乳汁分泌及减少产后便秘，希望产妇进食的同时多喝汤、汁，多吃蔬菜及水果，有助产后保养、产后恢复等。

未排气期间请勿食用普食，如煮鸡蛋、炒菜、肉块、米饭等，请勿食用甜食，包括巧克力、红糖水、甜果汁及牛奶，以免引起腹胀。

剖宫产后饮食禁忌：

（1）禁食寒凉、辛辣。产后多虚多瘀，应禁食生冷、寒凉之品。生冷多伤胃，寒凉则血凝，恶露不下，会引起产后腹痛、身痛等诸多疾病。产后失血伤津，多阴虚内热，故葱、姜、大蒜、辣椒等辛辣大热的食物应忌食。如果进食辛辣的食物，不仅容易引起便秘、痔疮等，还可能通过乳汁影响婴儿的肠胃功能。

（2）产后饮食不宜大补。和动物的生育一样，人类在妊娠期间已经为日后生产做好了准备。滋补过量的产妇易患肥胖症，从而引发多种疾病。产妇肥胖还会造成乳汁中脂肪含量增多，最终导致婴儿的肥胖或腹泻。

（3）蔬菜、水果不可少。对于蔬菜和水果，传统的观念认为，二者"水气大"，吃了会伤身体，殊不知新鲜的蔬菜和水果，不仅可以补充肉、蛋类所缺乏的维生素C和纤维素，还可以促进食欲，帮助消化及排便，防止产后便秘的发生。

（4）中药食疗也要对症，不可自行乱补。身体正常的产妇不需要药物进补，可针对症状用些中药，配合食疗调理。如缺奶可用王不留行、通草、猪蹄、桔梗等以通经下乳；产后腹痛、便秘可酌加当归、桃仁、核桃仁、黄酒以活血化瘀，润肠通便。

剖宫产后，新妈妈的饮食可以参考这种做法：

▼ 第一天

一杯萝卜水，一杯白开水。大米粥。

剖宫产后6个小时，肠道排气后，产妇才能进食。

▼ 第二天

早：自做小米粥，也可以用开水冲鸡蛋，既有营养，味道也不错。

午：小米粥或者是烂面条，面条汤可以用鲫鱼汤之类的。

晚：白米粥（加了几片生菜叶）、萝卜汤、酒酿冲鸡蛋（放点儿红糖——排恶露的，酒酿冲鸡蛋——下奶的）以及中药路路通（通奶的）。

▼ 第三天

早：白米粥（里面掺和点儿小米），一个肉包子里面塞点儿酒酿（肉馅不吃，有开奶的功效）。

午：白米粥（里面掺和点儿小米）。

晚：白米粥（里面掺和点儿红枣），清炒鸡毛菜，路路通。

▼ 第四天

早：黑米粥（加枸杞），一个豆沙包。

午：鲫鱼汤（下奶的），加一个冲鸡蛋。

晚：黑鱼汤（恢复伤口的），鸡毛菜炒蘑菇，红豆银耳汤。

▼ 第五天

早：白米粥，一个豆沙包。

午：鲫鱼汤，内加青菜和面条。

晚：黑鱼汤，小白菜炒木耳，白米粥加几粒红枣。

▼ 第六天

早：白米粥，一个豆沙包，半个馒头。

午：白米粥，鲫鱼汤。

晚：2大碗鲫鱼汤，炒青菜、炒小白菜，白米粥。

▼ 第七天

早：一个豆沙包，酒酿煮鸡蛋（2个），路路通。

午：黑鱼汤，鲫鱼汤蒸蛋。

晚：3碗鲫鱼汤，清炒白菜，白米粥。

第四章　食物巧吃有讲究

第1节　药食同源

◎ 以植物为基础的健康饮食

◆ 食物的五大类

第一类为谷类及薯类，谷类包括米、面、杂粮，薯类包括马铃薯、甘薯、木薯等，主要提供碳水化合物、蛋白质、膳食纤维及B族维生素。

第二类为动物性食物，包括肉、禽、鱼、奶、蛋等，主要提供蛋白质、脂肪、矿物质、维生素A、B族维生素和维生素D。

第三类为豆类和坚果，包括大豆、其他干豆类及花生、核桃、杏仁等坚果类，主要提供蛋白质、脂肪、膳食纤维、矿物质、B族维生素和维生素E。

第四类为蔬菜、水果和菌藻类，主要提供膳食纤维、矿物质、维生素C、胡萝卜素、维生素K及有益健康的植物化学物质。

第五类为纯能量食物，包括动植物油、淀粉、食用糖和酒类，主要提供能量。动植物油还可提供维生素E和必需脂肪酸。

◆ 谷为主是平衡膳食的基本保证

谷类食物是世界上大多数国家传统膳食的主体，越来越多的科学研究表明，以植物性食物为主的膳食可以避免欧美等发达国家高能量、高脂肪和低膳食纤维膳食模式的缺陷，对预防心脑血管疾病、糖尿病和癌症有益。要坚持谷类为主，应保持每天膳食中有适量的谷类食物，一般成年人每天应摄入250~400克。

◆ **粗细搭配有利于合理摄取营养素**

粗细搭配含有两层意思：

一是要适当多吃一些传统上的粗粮，即相对于大米、白面这些细粮以外的谷类及杂豆，包括小米、高粱、玉米、荞麦、燕麦、薏米、红小豆、绿豆、芸豆等。

二是针对目前谷类消费的主体是加工精度高的精米白面，要适当增加一些加工精度低的米面。

相对于大米白面，其他粗粮中膳食纤维、B族维生素和矿物质的含量要高得多。粮食在经过加工后，往往会损失一些营养素，特别是膳食纤维、维生素和矿物质，而这些营养素和膳食成分也正是人体容易缺乏的。以精白面为例，它的膳食纤维和维生素B_1只有标准粉的1/3。

另外，适当多吃粗粮有利于避免肥胖和糖尿病等慢性疾病。与细粮相比，粗粮更有利于防止高血糖。在主食摄入量一定的前提下，每天食用85克的全谷食品能减少若干慢性疾病的发病风险，可以帮助控制体重。因此建议每天最好能吃50克以上的粗粮。

◆ **食物多样化才能摄入更多有益的植物化学物质**

在众多植物性食物中，除了含有已明确为营养素的成分外，还有许多其他成分，其中一些已被发现具有一定的生物活性，可在预防心血管疾病和癌症等慢性病中发挥有益作用，这些成分通称为植物化学物质。实验证明，十字花科植物含有的异硫氰酸盐，可以抑制由多种致癌物诱发的癌症，常见的十字花科蔬菜有萝卜、西蓝花、芥蓝、卷心菜、甘蓝、菜花。

几乎所有植物性食物都含有黄酮类化合物，大量研究表明黄酮类化合物有抗氧化、抗过敏、消炎等作用，有利于高血压等慢性病的预防。因此只有摄取多样化的膳食，才能获得更多对健康有益的植物化学物质，因而提倡人们广泛食用多种食物。

◎ 食疗的五大医学意义

食物入药即为食疗，也就是利用食物中所含有的营养成分的特性加上烹调方法来协助治疗疾病的一种科学方法，它具有5个重要的医学意义。

（1）食疗是一种重要的治疗手段，通过增加或控制某种营养素的方法以达到治疗疾病的目的。例如，原发性营养缺乏病的病因和治疗与营养直接相关。蛋白质和热能缺乏可引起营养性水肿。

（2）食疗可作为一种治疗和诊断的辅助措施。例如：对高血压、心脏病、肾脏病伴有水肿病等患者，给予限盐饮食即可减轻或消除症状；对肾功能不全的患者，为了减轻其肾脏的负担，给予优质低蛋白质、高热能饮食，可控制病情的发展；对肝性脑病患者，为了降低其血氨的含量，应把蛋白质供应降到最低标准（每日20克左右）。这都是配合临床治疗的一种辅助措施。此外，食疗也可作为协助诊断的方法，如：潜血试验餐、干膳食等，可协助诊断消化道是否出血、胆囊收缩和肾浓缩功能如何；钙、磷代谢试验饮食，可协助诊断继发性甲状旁腺功能亢进。

（3）食疗可为其他疗法创造条件。外科手术前有营养不良、组织水肿、贫血的患者，势必会给手术增加困难，降低手术成功率。因手术或外伤使机体处于应激状态，组织的分解代谢加强，出现负氮平衡，营养素的消耗增加。而"要素膳"（化学配制膳）可为解决手术前后的营养不良问题发挥良好作用。

（4）食疗可补偿消耗、恢复体力。急性病或慢性病都会增加体力和组织的消耗，一方面体力需要补充，另一方面组织需要修复。如不及时补充营养物质，机体就会利用其他部分组织进行修补，实质上只是拆东墙补西墙。病后增加营养的目的是降低分解代谢，促进合成代谢，维持体内环境的稳定，保护承担代谢活动的肝脏，否则受损组织难以修复，伤口不易愈合。在治疗疾病的过程中，如能重视食疗，疗效就会更为显著。

（5）食疗可调整免疫功能。近10年来的研究确认，营养不足对人体免疫应答有损害，会使细胞和体液免疫功能降低。如蛋白质、热能不足将导致胸腺组织形态的显著改变，包括大小和重量的减少、淋巴细胞的减少、皮髓质分化的丧失和胸腺小体的肿大或变性，淋巴结副皮质区和脾脏小动脉周围组织也会显示出同样的变化。营养不足的儿童经常有补体C_3、补体C_1、补体C_5的降低。食疗后，许多免疫指标即可得到恢复，特别是细胞免疫和补体C_3。由此可见，食疗可调整免疫功能，从而改善患者的免疫状态，有利于机体的恢复。

◎ 食疗的三大禁忌

食疗是有所禁忌的，医学所指的饮食禁忌包括广义和狭义2种概念。广义的饮食禁忌概念涉及食物与体质、地域、季节、年龄、病情，以及饮食调配、用法、用量等方面，狭义的饮食禁忌概念仅指饮食与病情方面的禁忌，下面就狭义方面来做重点介绍，帮助人们加深了解和认识。

1. 患病期间的饮食禁忌

（1）患病期间的一般饮食禁忌。

①生冷。指冷饮、冷食、大量的生蔬菜和水果等。为脾胃虚寒、腹泻呕吐患者所忌。

②黏滑。指糯米、大麦、小麦等所制的食品等。为脾虚纳呆（胃的受纳功能呆滞）、外感初起患者所忌。

③油腻。指大油、肥肉、煎炸食品、乳制品（奶、酥、酪）等。为脾湿、痰湿患者所忌。

④腥膻。指海鱼、无鳞鱼（平鱼、巴鱼、带鱼、比目鱼等）、虾、蟹、海味（干贝、淡菜、鱼干等）、羊肉、狗肉、鹿肉等。为风热证、痰热证、斑疹疮疡患者所忌。

⑤辛辣。指葱、姜、蒜、辣椒、花椒、韭菜、酒、烟等。为内热证

患者所忌。

⑥发物。指能引起旧疾复发、新病加重的食物。除上述腥、膻、辛辣等食物外,尚有一些特殊的食物,如荞麦、豆芽、苜蓿、鹅肉、鸡头、鸭头、猪头、驴肉等。为哮喘、动风、皮肤病患者所忌。

(2)不同病症的饮食禁忌。

①寒证。治疗原则为益气温中、散寒健脾。宜食温性热性食物,忌食寒凉生冷食物。

②热证。治疗原则为滋阴清热、清热泻火、解毒消肿。宜食寒凉平性食物,忌食温燥伤津食物。

③虚证。治疗原则为滋阴、补阳、益气、补血。应根据阳虚或阴虚的不同选择食物。虚证患者脾胃功能偏弱,难以消化吸收,因此忌吃耗气损津、腻滞难化之物,如肥腻、油煎、质粗坚硬食物,饮食应以清淡而富于营养为宜;阳虚者宜温补,忌食寒凉食物,如生冷瓜果、冷性及性偏寒凉的菜肴食物;阴虚者宜滋补、清补,宜食清淡凉润食物,忌食温热、辛辣食物,如酒、葱、蒜、辣椒、姜之类。

④实证。是指邪气盛实而言。应根据不同实证的症候,给予各种不同的去除实邪的食疗食品,如清热化痰、活血化瘀、攻逐水邪等。

2. 服药饮食禁忌

服药期间对某些食物的禁忌,前人称为服药禁忌,也就是通常所说的"忌口"。在古代文献上有相关记载,如:甘草、黄连、桔梗、乌梅忌猪肉,薄荷忌鳖肉,茯苓忌醋,鳖甲忌苋菜,鸡肉忌鳝鱼,蜂蜜忌葱,天门冬忌鲤鱼,白术忌蒜、桃、李,人参忌萝卜,土茯苓忌茶等。但对于这些内容不能绝对化,应灵活掌握、科学对待,某些内容还有待临床进一步证实。

3. 孕期和产后饮食禁忌

妊娠期,母体脏腑经络之气血注于冲任经脉,以养胎元。此时母体多表现为阴虚阳亢状态,因此应忌食辛辣、腥膻食物,以免耗伤阴血而影响胎元。宜食甘平、甘凉、补益食物,如淮山药、红枣,健脾又补血。妊娠恶阻（即怀孕时恶心呕吐、饮食不进）的孕妇应忌食油腻食物，宜食健脾、和胃、理气食物，如陈皮、薏米、猴头菇。妊娠后期，由于胎儿逐渐长大，影响母体气机升降，易产生气滞现象，故应少食胀气、涩肠食物，如荞麦、高粱、红薯、芋头等。

中医学认为，产后必虚，产后多瘀。产妇多表现出阴血亏虚、瘀血内停等征象，且还要哺乳。因此，产后的饮食原则应以平补阴阳气血，尤以滋阴养血为主，宜食甘平、甘凉食物，如粮食、禽肉、蛋乳类，慎食或忌食辛燥、伤阴、发物、寒凉、生冷食物。

第2节 食补胜于药补

◎ 西红柿

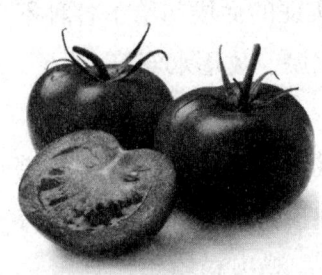

西红柿又名番茄、洋柿子。相传西红柿最早生长在南美洲，因色彩娇艳，人们对它十分警惕，视为"狐狸的果实"，又称"狼桃"，只供观赏，不敢品尝。近年来的研究发现，西红柿含有丰富的胡萝卜素、B族维生素和维生素C，尤其是维生素P的含量居蔬菜之冠。西红柿的保健功能极佳，尤其在养生、减肥、抗癌等方面有突出贡献，因此获得了"健康卫士""抗癌之星"的称号。

◆ 保健功效

防癌抗癌 西红柿中的番茄红素能清除自由基，保护细胞，阻止癌变进程。

保护心脑血管 西红柿中的一些有机酸能促进红细胞的形成，有利于保持血管壁的弹性，降低血压。所以，食用西红柿对防治动脉硬化、高血压、冠心病、糖尿病也有帮助。

养颜美容 西红柿中的番茄红素是很强的抗氧化剂，不仅可以保护皮肤不受阳光、空气污染的伤害，而且在人体内也可以防止细胞老化，具有以内养外、内外兼修的效果。

◆ 中医理论

中医学认为，西红柿味甘酸，性寒，有生津止渴、健胃消食、凉血平肝、清热解毒之功效，适用于热病伤阴引起的食欲不振、胃热口渴等症。此外，西红柿多汁，可以利尿，对肾脏病人有良好的辅助治疗作用。

◆ 食法宜忌

宜

（1）由于番茄红素是脂溶性营养素，因此在用油烹制西红柿后，其所含的番茄红素更容易为人体吸收。但是番茄红素遇光、热和氧气容易分解失效，所以应该避免长时间高温加热。另外，烹制西红柿时稍加些醋，则能破坏掉其中的有害物质——番茄碱。

（2）如果因为进食过于油腻的食物而导致胃部不适，可以吃一个西红柿，其中所含的维生素 B_6 能够促进脂肪和蛋白质的消化。

忌

青色未熟的西红柿不能吃，因其中含有番茄碱，不但味道不佳，甚至会使人出现恶心、呕吐等中毒反应。

◆ 保健药膳

西红柿荸荠汁

【材料】西红柿、荸荠各200克，白糖30克。

【做法】①荸荠洗净，去皮，切碎，放入榨汁机中榨取汁液。②西红柿洗净，切碎，也用榨汁机榨成汁。③将西红柿、荸荠的汁液倒在一个杯中混合，加入白糖搅匀即成。

◎ 芦笋

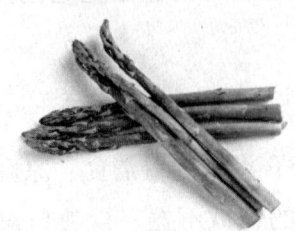

芦笋又名石刁柏、露笋、龙须菜等，原产于欧洲温暖的沿海地带，是世界十大名菜之一。它并非芦苇的嫩芽，而是因其状如春笋而得名。芦笋味美芳香，纤维柔软可口，能增进食欲，帮助消化，并具有极高的营养价值，因而被誉为"蔬菜之王"。

◆ 保健功效

防癌抗癌 芦笋中含有维生素C、维生素B_2、β-胡萝卜素、芸香苷、槲皮素和甾质皂苷物质，能提高和调节人体免疫功能。此外，芦笋中含有大量的组蛋白、叶酸和核酸等与抗癌有关的物质，对各种致癌物质都有阻抗、杀伤作用，尤其能够抑制肺癌、皮肤癌、乳腺癌、膀胱癌、宫颈癌和胰腺癌的发生与扩散。

补充叶酸 芦笋中含有丰富的叶酸，有助于胎儿大脑的发育，还可以有效地预防中老年人冠状动脉硬化、心脑血管疾病的发生。

延缓衰老 芦笋中的维生素C、β-胡萝卜素、芸香苷、槲皮素和硒等都是非常有效的抗氧化剂，能够延缓衰老，使人焕发青春活力，具有极佳的美容驻颜之功效。

◆ 中医理论

中医学认为，芦笋味甘，性寒，有清热利小便的功效，夏季食用还有消暑止渴、清凉降火的作用。

◆ 食法宜忌

宜

（1）用油炒或油拌芦笋则可以很好地吸收维生素C。

（2）芦笋用以辅助治疗癌症时，应保证每天食用才能有效。

忌

（1）芦笋中的叶酸很容易被破坏，若用来补充叶酸应避免高温烹煮。

（2）芦笋不宜生吃，也不宜存放1周以上才吃。

◆ 保健药膳

芦笋汁

【材料】芦笋8根，冰块4块，凉开水60毫升。

【做法】①芦笋洗净，切成段。②芦笋段和凉开水放入榨汁机中，榨取汁液。③杯中先放入冰块，然后倒入芦笋汁，搅匀即可。

◎ 大白菜

大白菜又称结球白菜、黄芽菜，古称菘菜，起源于我国，是我国特产之一。大白菜在我国南北方都有栽培，特别是北方栽培量很大，是秋季栽培、冬季上市的最主要蔬菜种类。大白菜的营养成分很丰富，味道鲜美，脆嫩适口，耐储存，是"种一季吃半年"的蔬菜，有"菜中之王"的美称。

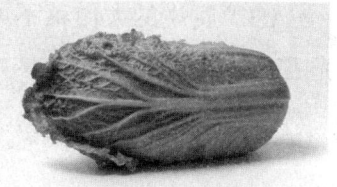

◆ 保健功效

防癌抗癌 大白菜中有一种特殊的化合物，它能够帮助分解同乳腺癌相联系的雌激素，其含量约占白菜重量的1%。同时，大白菜含有的微量元素钼，能阻断亚硝酸盐等致癌物质在人体内的生成。

促进消化 大白菜中的膳食纤维不但能起到润肠、排毒的作用，还能促进人体对动物蛋白质的吸收。

护肤养颜 大白菜含有丰富的维生素，可防止皮下脂肪氧化，增强组织细胞的活力，使皮肤光滑而有弹性。

减肥瘦身 大白菜富含膳食纤维和多种维生素，可以促进消化，加速脂肪分解，而且所含热量很低，是很好的瘦身食品。

◆ **中医理论**

中医学认为,大白菜味甘,性平,有养胃利水、解热除烦之功效,可用于防治感冒、发热口渴、支气管炎、咳嗽、食积、便秘、小便不利、冻疮、溃疡出血、酒毒、热疮等症。

◆ **食法宜忌**

宜

富含维生素C的大白菜适合同植物油、种子类等富含维生素E的食物一起烹制,维生素C与维生素E组合后,具有更强的抗癌效果。

忌

(1)不要食用隔夜菜或存放时间过久的大白菜,因其亚硝酸盐含量高,容易中毒。

(2)大白菜在烹调时不要浸烫后再挤汁,因为这样会造成营养成分的大量损失。

(3)腐烂的大白菜不可食用,因为大白菜腐烂时会产生毒素,严重危害人体健康。

◆ **保健药膳**

香菇白菜羹

【材料】大白菜150克,香菇6个,魔芋球10粒。盐1.5克,湿淀粉25克,味精1克,姜末3克,色拉油5克,冷水适量。

【做法】①香菇用温水泡发回软,去蒂,洗净,抹刀切片;魔芋球洗净,对半切开;大白菜洗净,撕成小块。②炒锅上火,下色拉油烧热,倒入香菇片和魔芋球略炸片刻,捞起,沥干油分;大白菜块倒入热油锅内炒软。③菜锅中加入适量冷水,加盐和姜末,煮沸,放入香菇片、魔芋球,烧沸约2分钟,加味精调味,以湿淀粉勾薄芡即可。

◎ 菠菜

菠菜又称波斯菜、赤根菜、红菜等，原产于伊朗，7世纪初传入我国，如今已是各地普遍栽培的主要蔬菜之一。菠菜光滑、柔嫩、含水多，可凉拌、炒食或做汤，一些欧美国家还用菠菜来制作罐头。

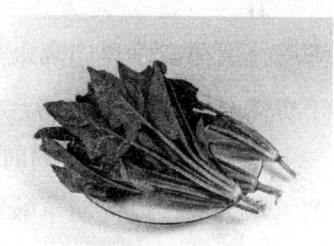

它富含多种重要的维生素和微量元素，食之既可补充营养、预防疾病，还可激活大脑功能，增强青春活力，对人体健康非常有益，被认为是保健效果最佳的10种蔬果之一。

◆ 保健功效

益心健脑　菠菜含有丰富的叶酸，它能促进红细胞生成，分解体内那些会导致血管收缩和硬化的氨基酸，增加血管弹性，促进血液循环，有效预防心脏病。同时，菠菜中含有大量的抗氧化剂，有助于防止大脑的老化，预防老年性痴呆症。

降血糖　菠菜叶中含有一种作用类似胰岛素的物质，有利于糖尿病的治疗。

保护眼睛　菠菜含有一种类胡萝卜素和维生素A，前者可以减轻太阳光对视网膜造成的损害，降低患视网膜退化症的危险，而后者不仅能保护视力，维护上皮细胞的功能，还能防治夜盲症。另外，菠菜中还富含蛋白质、核黄素等，这些成分对眼睛都具有保健作用。

抗衰老　菠菜中含有大量的维生素C和维生素E等抗氧化剂，它们能够抑制氧化脂质的形成，促进细胞增殖，从而具有抗衰老的作用，并对抑制黑色素的形成，防治黄褐斑也有明显的效果。

◆ 中医理论

中医学认为，菠菜性凉，味甘，具有养血、止血、敛阴、润燥的功效，可治流鼻血、便血、高血压等症。

◆ **食法宜忌**

宜

（1）菠菜宜先用沸水焯一下再烹调，以除去其中所含的草酸，有利于机体对钙的吸收。

（2）食用菠菜的同时应尽可能地多吃一些碱性食品，如海带、蔬菜、水果等，以促使草酸钙溶解排出，防止结石。

忌

（1）儿童不宜多吃，成人每餐80～100克为宜。

（2）不宜与鳝鱼、黄瓜、豆腐一同烹制。

◆ **保健药膳**

菠菜洋葱牛肋骨汤

【材料】牛筋125克，带肉牛肋骨500克，菠菜50克，洋葱20克，盐、胡椒粉各少许。

【做法】①牛筋、牛肋骨洗净，将牛筋切成长条。②菠菜洗净后切段；洋葱对切成4大瓣。③汤锅烧开水，沸后放进牛肋骨、牛筋和洋葱，待再次沸后将火调成小火，再煮40分钟，放进菠菜，加适量盐调味，菠菜烫熟即可熄火，撒少许胡椒粉提增香气。

◎ 生菜

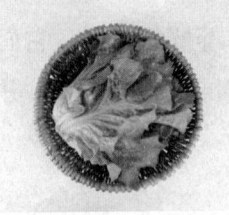

生菜是叶用莴苣的俗称，为菊科莴苣属一年生或两年生草本植物，原产欧洲地中海沿岸，由野生菜种驯化而来，目前已是我国居民常备蔬菜之一。生菜富含水分，生食时脆嫩爽口，深受人们喜爱。生菜富含膳食纤维、β-胡萝卜素、多种维生素及矿物质，营养价值较高，常吃生菜还可以预防多种疾病。因此，生菜享有"蔬菜皇后"的美誉。

◆ **保健功效**

防治癌症 球形生菜中含有一种原儿茶酸的物质，它对癌细胞有明显的抑制作用，特别在抵抗舌癌、胃癌、肝癌、大肠癌、膀胱癌、胰腺癌等方面，效果比较明显。

预防胆结石 生菜中含有大量的维生素C，它可使体内多余的胆固醇转变为胆汁酸，减少胆结石的发病率。

抗病毒 生菜中含有抗病毒感染的干扰素诱生剂，它可作用于正常细胞的干扰素基因，从而产生干扰素和抗病毒物质，帮助人体抵抗病毒的侵扰，提高免疫力。

预防便秘 生菜富含膳食纤维，可改善胃肠血液循环，加速胃肠蠕动，加速脂肪和蛋白质的消化吸收，清除肠内毒素，防止便秘。

◆ **中医理论**

中医学认为，生菜性凉，味甘，质地柔嫩，具有促进血液循环、清热利尿、健胃生津、止渴除烦、通经脉、利五脏等功效。

◆ **食法宜忌**

宜

生菜可直接生食，也可爆炒、涮火锅等，但以直接食用所获的营养最多。

◆ **保健药膳**

苹果生菜酸奶汁

【材料】苹果1个，生菜50克，柠檬2片，蜂蜜20克，酸奶150克。

【做法】①苹果去皮去核，切成小块；柠檬去皮，果肉切块；生菜洗净，切成片。②将苹果块、生菜片、柠檬块放入榨汁机中，榨取汁液。③将滤净的蔬果汁倒入杯中，加入酸奶、蜂蜜拌匀，即可直接饮用。

◎ 小白菜

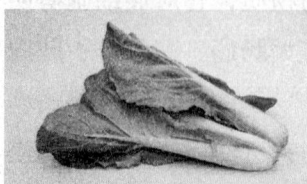

小白菜又叫青菜、油白菜、不结球白菜等，原产于我国，是备受青睐的绿叶蔬菜之一。小白菜各地都有栽培，但以长江以南为主要产区。小白菜品质清脆多汁、鲜嫩可口，是夏秋季节主要的蔬菜，其营养也非常丰富，是蔬菜中的佼佼者。

◆ 保健功效

防癌抗癌 小白菜富含的维生素 C 能形成一种"透明质酸抑制物"，可帮助体内排出亚硝酸胺，还能使癌细胞丧失活力。

预防动脉硬化 小白菜所含的膳食纤维和脂肪结合后，可促进胆固醇代谢物——胆汁酸排出体外，从而预防动脉粥样硬化的形成。

强健身体 小白菜是维生素和矿物质含量最为丰富的蔬菜之一，成人如果每天食用500克小白菜，就能满足身体所需的维生素、胡萝卜素以及钙、铁等微量元素的需求。小白菜中所含的钙、磷能够促进骨骼的发育，加速人体的新陈代谢和增强机体的造血功能；胡萝卜素、烟酸等营养素，也是维持生命活动的重要物质。

美容护齿 小白菜含有丰富的 B 族维生素和维生素 C，多吃可美化肌肤，改善牙龈浮肿或出血等症状。

◆ 中医理论

中医学认为，小白菜性温，味甘，具有清热除烦、行气祛瘀、消肿散结、通利胃肠的功效。主治肺热咳嗽、胸闷、心烦、食少、便秘、腹胀等症。

◆ 食法宜忌

宜

小白菜是最容易受到农药污染的蔬菜之一，食用前最好用水浸泡30分钟以上，并多换几次水，以祛除叶面上残留的农药。

忌

（1）用小白菜烹制菜肴时，炒、煮、熬的时间不宜过长，以免损失营养。

（2）小白菜要现做现吃，不要吃剩下的，更不要吃隔夜的熟小白菜。

（3）小白菜不宜生食。

◆ **保健药膳**

银芽白菜汤

【材料】小白菜50克，黄豆芽50克，姜丝少许，盐2克，味精1克，高汤600毫升，植物油15克，香油3克。

【做法】①小白菜洗净切段。②锅中倒入植物油，烧至五成热时用姜丝炝锅，倒入高汤，加入豆芽同煮，汤开后，打去浮沫，豆芽煮透，去豆腥味，放入小白菜段，再煮2分钟，加盐、味精调味，淋香油即可。③健脾益胃，可预防高血压和高胆固醇血症。

◎ 黄瓜

黄瓜又名胡瓜、刺瓜、菜瓜、王瓜等。我国的黄瓜栽培历史悠久，早在2000多年前黄河流域就有栽种，是我国人民一年四季最常食用的蔬菜之一。新鲜的黄瓜清脆可口、甘甜解渴，可鲜食、凉拌、熟食、泡菜、腌渍、制干或制作成罐头等。黄瓜不但营养丰富，而且保健功效极佳，更因其具有洁肤增白、祛斑抗皱、护肤防衰、消炎疗伤等作用而享有"厨房中的美容剂"之美誉。

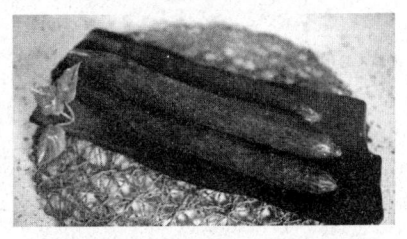

◆ **保健功效**

预防冠心病 新鲜的黄瓜中含有丙醇二酸和较多的钾，前者可以降低血液中胆固醇和三酰甘油的含量，后者可以降低血压。因此，常吃黄

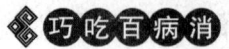

瓜可预防冠心病。

降血糖 新鲜的黄瓜中含有丙醇二酸能有效地降低血液中的血糖含量，并可抑制糖类物质转化为脂肪。因此对糖尿病患者来说，黄瓜是绝佳的食疗蔬菜。

美容瘦身 黄瓜中饱含水分和大量的维生素，可以预防唇炎和口角炎，更可以有效地对抗皮肤老化，减少皱纹的产生，使皮肤水嫩、亮白。黄瓜中的热量非常低，而纤维丰富，可以促进肠道蠕动，加速废物排泄，改善人体新陈代谢功能，多吃新鲜的黄瓜能起到瘦身的效果。

◆ 中医理论

中医学认为，黄瓜性凉，味甘，具有清热、解渴、除烦、利尿、消肿之功效，还可治疗咽喉肿痛和四肢浮肿等症。

◆ 食法宜忌

宜

黄瓜尾部含有的苦味素具有抗癌功效，所以"黄瓜头儿"最好也要吃掉。

忌

黄瓜含有一种维生素C分解酶，会破坏维生素C，因此不宜和西红柿、辣椒、菜花、芥蓝、苦瓜、柑橘、大白菜等富含维生素C的食物一同食用。

◆ 保健药膳

小黄瓜橙汁

【材料】小黄瓜4根，橙子2个，凉开水80毫升。

【做法】①将小黄瓜洗净切块；橙子去皮。②将小黄瓜块、橙子放入榨汁机中搅打均匀，倒入杯中，加入凉开水即可。

◎ 芹菜

芹菜又名香芹、白芹、药芹、野芹等，是我国百姓最常食用的蔬菜之一，其气味芳香，口感清脆，既可热炒，又能凉拌，深受人们喜爱。芹菜的营养十分丰富，含有较多的蛋白质、氨基酸、

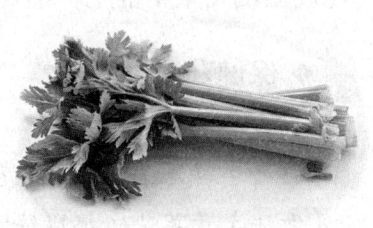

维生素、挥发性芳香油和多种人体必需矿物质。其中，钙和铁的含量比西红柿中的高15倍左右；维生素E的含量比普通蔬菜中的更高。近年来研究表明，芹菜还具有很好的药用价值，常吃可防治多种疾病，是一种理想的"益寿延年菜"。

◆ **保健功效**

防治便秘 芹菜中富含的硫质等营养物质，是一种强力肠胃"清洁剂"，同时，芹菜中还含有大量的纤维素，可刺激胃肠蠕动、保持大便通畅。

瘦身 芹菜中的膳食纤维含量非常丰富，它能促进人体内脂肪的分解，并吸收其热量，因此对瘦身有很好的效果。

防治心血管疾病 芹菜中含有较多量的黄酮类化合物，它具有降血压、降血糖、降血脂、保护心血管和增强机体免疫力的作用，对于动脉血管粥样硬化、神经衰弱患者亦有辅助治疗作用。

◆ **中医理论**

中医学认为，芹菜性凉，味甘，无毒，具有壮骨、散热、利尿、祛风利湿、健胃利血气、润肺止咳、健脑镇静等作用。

◆ **食法宜忌**

宜

（1）食用芹菜时尽量保留其根叶，因根和叶子的营养成分比茎丰富。

（2）烹制芹菜时应少放食盐。

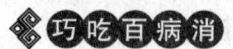

忌

腐烂的芹菜不能吃,不要只切掉腐烂的部分,而吃剩下的部分。

◆ **保健药膳**

芹菜蜜饮

【材料】鲜芹菜100~150克,冷水、蜂蜜各适量。

【做法】芹菜洗净捣烂绞汁,加适量水,与蜂蜜同炖温服。

◎ 韭菜

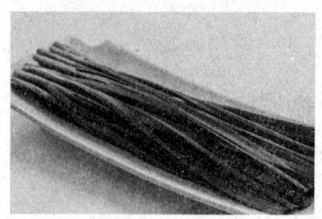

韭菜又叫长生韭、扁菜等,为百合科草本植物韭菜的茎叶,在中国已有3000多年的栽培历史,自古以来就备受青睐。韭菜菜质柔嫩,味道香辛,是一种营养价值极高的蔬菜,富含胡萝卜素、维生素 B_2、维生素 C 及钙、磷、铁等矿物质。同时,韭菜还有一定的药用价值,其温补肝肾、助阳固精的效果尤佳,在药典上有"起阳草"之称。

◆ **保健功效**

防癌抗癌　韭菜里所含的挥发性酶能激活巨噬细胞,抑制癌细胞生长转移。

补肾壮阳　据《本草纲目》记载,韭菜有补肝肾、暖腰膝、治阳痿、壮阳固精之效。

防治便秘　韭菜中含有大量的膳食纤维,可增加肠胃蠕动,促进排泄废物,减少胆固醇和胆汁酸同细菌的作用时间,减少致癌有毒物质在肠道里的滞留时间,对防治便秘、结肠癌、痔疮等都有明显作用。

促进消化　韭菜中含有对健康有益的植物性芳香挥发油、硫化物、膳食纤维等成分,具有促进食欲的作用。

◆ 中医理论

中医学认为，韭菜性温，味甘，具有健胃提神、温补肝肾、助阳固精、温中下气、活血化瘀等功效，适用于肾阳虚衰、盗汗遗尿、腰膝酸软及妇女白带过多等症。

◆ 食法宜忌

宜

韭菜中含有的蒜素能够提高维生素 B_1 吸收率，所以，食用时最好搭配富含维生素 B_1 的食物。

忌

（1）韭菜忌和蜂蜜、牛肉一同食用。

（2）韭菜同酒一起食用会引起胃肠疾病。

（3）隔夜的熟韭菜不能吃。

◆ 保健药膳

韭菜炒鸡蛋

【材料】新鲜韭菜100克，鸡蛋2~3个，植物油40克，盐4克。

【做法】①将新鲜韭菜择好，洗净切碎，放在碗里，加入盐，用筷子搅拌匀。②将鸡蛋去壳倒入盛韭菜的碗里。③坐锅放植物油，待油热，将调好的鸡蛋、韭菜倒入锅里翻炒，至熟出锅。

◎ 油菜

油菜别名青菜、胡菜、苦菜等，原产地在欧洲与中亚一带，目前我国各地均有种植。油菜质地鲜嫩、色美，适于烧、炒、泡、腌，也可切丝过油成菜松，在拼冷盘时作配料用。油菜是营养丰富的绿色蔬菜，而且极具保健价值，有散血、消肿、消食、治咳、解酒、利大小便等功效，常吃油菜

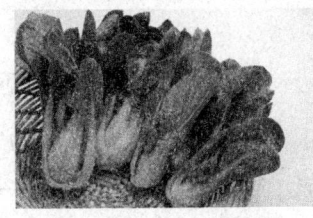

对身体非常有益。

◆ **保健功效**

防癌抗癌 油菜中所含的植物激素，能够增加酶的形成，可以吸附并促进排出进入人体内的致癌物质，故有防癌功能。另据美国国立癌症研究所发现，油菜可降低胰腺癌发病的危险。

降低血脂 油菜为低脂肪蔬菜，且富含膳食纤维，能与胆酸盐和食物中的胆固醇及三酰甘油结合，并将其排出体外，从而减少脂类的吸收。

散血消肿 油菜能增强肝脏的排毒功能，是妇女产后淤血腹痛、乳房红肿疼痛以及皮肤疮疖和无名肿毒之人的食疗佳蔬。

◆ **中医理论**

中医学认为，油菜性凉，味甘，具有活血化瘀、解毒消肿、宽肠通便等功效，主治游风丹毒、手足疖肿、乳痈、习惯性便秘等症。

◆ **食法宜忌**

宜

食用油菜时应现做现切，并用旺火爆炒，这样既可保持鲜脆，又可使其营养成分不被破坏。

忌

（1）不新鲜的油菜、剩的熟油菜过夜后就不要再食用，以免造成体内的亚硝酸盐沉积，从而引发癌症。

（2）南瓜含维生素C分解酶，故油菜不宜和南瓜一同食用。

◆ **保健药膳**

西芹油菜牛奶汁

【材料】油菜4棵，西芹2根，牛奶150克。

【做法】①油菜和西芹分别洗净，切成小段，放入榨汁机中搅打成汁。②将菜汁连同菜渣一起倒入杯中，加入牛奶调匀即可。

◎ 丝瓜

丝瓜又称吊瓜、天萝等，原产于东南亚，明代引种到我国，成为人们常吃的蔬菜。丝瓜翠绿鲜嫩，清香脆甜，是夏日里清热泻火、凉血解毒、醒脾开胃的一道佳肴。丝瓜不仅口感佳、营养多，含有大量的维生素、矿物质及皂苷、植物黏液、木糖胶等物质，还颇具养生保健价值，美容护肤效果尤佳，又被称为"美容瓜"。

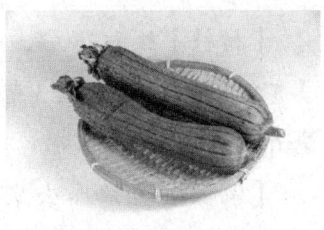

◆ 保健功效

健脑护心　丝瓜中富含维生素B_1，可以保持神经机能的正常，防止精神疲劳，预防多发性神经炎、急性出血、脑灰质炎和心脏病的发生。常食用丝瓜对幼儿大脑发育及中老年人保持大脑健康十分有益。

美容护肤　丝瓜中含有防止皮肤老化的维生素B_1和增白皮肤的维生素C等成分，能保护皮肤消除斑块，使皮肤洁白、细嫩，是不可多得的美容佳品。用丝瓜藤浸泡后熬出来的水洗脸，也能起到润泽肌肤的作用，被称为"美人水"。

◆ 中医理论

中医学认为，丝瓜味甘，性平，具有清热凉血、生津止渴、顺气健脾、消肿解毒、祛风化痰和清热利咽等功效，适用于热病、痰喘咳嗽、痔疮、痈肿、乳汁不通等症。

◆ 食法宜忌

宜

（1）丝瓜含水丰富，宜现做现切，以免营养成分随汁水流走。

（2）丝瓜食用时应去皮，以清炒营养最佳。

忌

丝瓜不宜生吃。

◆ **保健药膳**

丝瓜木耳汤

【材料】丝瓜250克，黑木耳（水发）30克，白芷15克，料酒10克，姜5克，葱10克，盐3克，味精2克，胡椒粉2克，香油20克，水1800毫升。

【做法】①丝瓜去皮，切斜刀块；黑木耳洗净；白芷润透，切片；姜切片，葱切段。②将丝瓜、黑木耳、白芷、姜、葱、料酒同放炖锅内，加水1800毫升，旺火烧沸，再用小火炖煮30分钟，加入盐、味精、胡椒粉、香油调味即成。

◎ 香椿

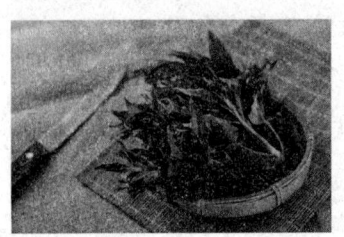

香椿又名椿芽，为多年生落叶乔木香椿树的嫩芽。香椿树是我国特有的树种，在山东、安徽、陕西和河南等地都有大规模的人工栽培，其顶端嫩芽和嫩叶脆嫩多汁、香气浓郁、风味独特，富含蛋白质、氨基酸、各种挥发油、多种维生素和微量元素等，营养十分丰富，是人们春季非常喜欢食用的珍品。香椿也是世界上唯一的乔木蔬菜，素有"树上青菜"之美称。

◆ **保健功效**

提高机体免疫力 香椿中蛋白质的含量位居蔬菜之首，维生素C和胡萝卜素等营养物质也非常丰富，经常食用有助于增强机体免疫功能。

蛔虫杀菌 香椿含有楝素，其挥发的气味能够透过蛔虫的表皮，蛔虫受到刺激后无法继续附着在肠壁上，从而被排出体外。现代医学研究表明，香椿煎汁对金黄色葡萄球菌、肺炎球菌、痢疾杆菌、伤寒杆菌、大肠杆菌、绿脓杆菌等都有明显的抑制和杀灭作用。

◆ **中医理论**

中医学认为，香椿味苦，性温，具有清热解毒、涩肠止血、健胃理气、祛风除湿等功效，可治疗脚气、肠炎、痢疾、子宫炎、泌尿系统感染等症。

◆ **食法宜忌**

宜

一定要吃用开水烫过的香椿，否则容易诱发癌症。

忌

香椿不可过量食用，每餐30~50克为宜，多食可能会使人神志不清。

◆ **保健药膳**

香椿芽粥

【材料】粳米100克，香椿100克。

【做法】①将香椿芽择洗干净，放入开水中略烫后捞出。②粳米洗净，用冷水浸泡半小时。③锅中加入约1000毫升冷水，将粳米放入，先用旺火烧沸，再改用小火熬至八成熟，加入香椿，再续煮至粥成，下入盐拌匀，再稍焖片刻即可。

◎ 茼蒿

茼蒿又名蓬蒿、蒿菜、春菊、蒿子秆等，为菊科一年生草本植物茼蒿的茎和叶，原产于地中海地区，在我国已有900多年的栽培历史。茼蒿具有蒿之清气、菊之甘香，其味道鲜嫩可口，食法多种多样，可凉拌、炒食或煮食等。茼蒿的营养价值极高，一般营养成分无所不备，尤其胡萝卜素的含量超过普通蔬菜。南宋诗人陆游曾专门为茼蒿赋诗，称赞其为"天赐佳蔬"。

◆ 保健功效

安神健脑 茼蒿气味芳香，含有丰富的维生素、胡萝卜素及多种氨基酸，具有养心安神、稳定情绪、降压护脑、防止记忆力减退等功效。

消肿利尿 茼蒿含有多种氨基酸、脂肪、蛋白质及较高量的钠、钾等矿物质，能调节体内水液代谢，可消除水肿、通利小便。

清肺化痰 茼蒿富含维生素A，经常食用有助于抵抗呼吸系统的感染，润肺消痰。茼蒿特殊的芳香气味也有助于平喘化浊。

◆ 中医理论

中医学认为，茼蒿味甘、辛，性平，无毒，可清血养心，润肺消痰。此菜自古即作药用，唐代孙思邈曾收载于《千金方》中。

◆ 食法宜忌

宜

（1）茼蒿与肉、蛋等荤菜共炒可提高其维生素A的利用率。

（2）茼蒿在烹调时应注意用旺火快炒，因其中的芳香精油遇热易挥发，会减弱茼蒿的保健功效。

◆ 保健药膳

蒜蓉茼蒿

【材料】茼蒿400克，盐5克，鸡精1克，蒜50克，植物油40克，香油适量。

【做法】①将茼蒿用清水洗净，沥水；蒜剁蓉。②锅中加入植物油烧至五成热，下蒜蓉炒香，放入茼蒿，翻炒几下后加入盐、鸡精拌匀，放入香油即可。

◎ 苦瓜

苦瓜又名癞瓜、凉瓜等，原产于印度东部，约在明初传入我国南方。苦瓜虽然含有一种特殊的苦味，却从不会把苦味传给"别人"，如用苦瓜烧鱼，鱼绝不沾苦味，所以苦瓜又有"君子菜"的雅称。苦瓜富含独特的苦味素，营养价值极高，经常食用苦瓜可起到极佳的保健作用。

◆ **保健功效**

防癌抗癌 苦瓜中含有的蛋白质类物质可以增强免疫细胞吞食癌细胞的能力。同时，苦瓜中富含维生素 B_{17}，对癌细胞有较强的杀伤力。所以经常食用苦瓜可起到明显的抗癌效果。

防治糖尿病 苦瓜所含有的苦瓜多肽类物质是一种胰岛素类物质，具有快速降低血糖、调节血脂、提高免疫力等功能，能够预防和改善糖尿病及其并发症。

美容 苦瓜中维生素 C 的含量是柑橘的 2 倍多，经常食用不仅能增强机体免疫力，还可促进皮肤新陈代谢，使肌肤细腻光滑、有弹性。

促进消化 苦瓜中的苦味一部分来自其所含的有机碱，它不但能刺激人的味觉神经，使人增进食欲，还可加快胃肠运动、促进消化。

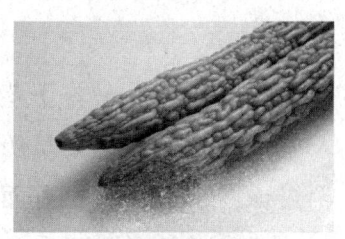

防治脚气病 苦瓜富含维生素 B_1，具有预防和治疗脚气病的功效。

◆ **中医理论**

中医学认为，苦瓜性寒，味苦，具有清暑祛热、明目解毒、养血益气、补肾健脾、滋肝明目等功效，可治疗热病、烦渴、中暑、痢疾、目赤、恶疮、痈肿、丹毒等症。

◆ **食法宜忌**

宜

夏令时节尤宜食苦瓜，可清暑止渴，预防中暑。

忌

苦瓜忌多吃，每次以80～100克为宜。因为苦瓜中草酸多，多食会影响钙元素的吸收。

◆ 保健药膳

苦瓜炖蛤汤

【材料】苦瓜25克，文蛤500克，香油、料酒、生姜、盐、植物油各适量。

【做法】①文蛤洗净；苦瓜洗净，切片。②将文蛤入沸水锅内煮至壳张，去壳挖肉，除净内脏，入热油锅内爆炒，加料酒、生姜、盐拌匀。③将苦瓜片铺入砂锅底，上面放蛤肉，加适量水，炖至蛤肉熟透入味，淋上香油即成。

◎ 莲藕

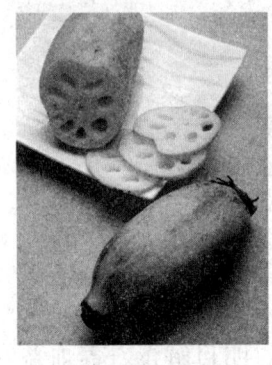

莲藕又名莲菜、七孔菜、藕丝菜，是莲的地下茎，原产于印度，在我国已经有3000多年的栽培历史。莲藕因其止血化瘀、清热解暑功效非常好而被誉为"消瘀清热菜"，自古就深受人们的喜爱，在清朝咸丰年间，莲藕被钦定为御膳贡品。莲藕营养丰富，味道微甜而脆，可生食也可熟食，是老弱妇孺、体弱多病者的滋补佳品。

◆ 保健功效

调经止血 莲藕中含有丰富的单宁酸，具有收缩血管和止血的作用。妇女月经不调、经期提前而且量多者，常吃莲藕可使月经逐渐恢复正常；口鼻容易出血的人，多吃莲藕有收敛止血的功效。此外，瘀血、吐血、尿血、便血者以及产妇、白血病患者也适合食用。

促进消化 莲藕中的鞣质有健脾止泻的作用，能够健脾开胃，帮助食欲不振者恢复健康。

降糖消脂 莲藕的含糖量不算高，又含有大量的维生素C和膳食纤维，对于肝病、便秘、糖尿病等有虚弱之症的人都十分有益。莲藕中的黏液蛋白和膳食纤维能与人体内的胆酸盐、食物中的胆固醇和三酰甘油结合，减少人体对脂类物质的吸收。

◆ **中医理论**

中医学认为，莲藕入心、脾、肺经，生藕味甘，性寒，有消瘀清热、除烦解渴、止血健胃之功效；熟藕性味甘、温，有补心生血、健脾开胃、滋养强壮之功效；煮汤饮用能通利小便、清热润肺。

◆ **食法宜忌**

宜

（1）莲藕同贝类、鱼虾等水产品搭配食用，可以帮助改善肝脏功能。

（2）当烦渴难忍、偶然出血、酩酊大醉时，饮用鲜藕汁2杯，有明显的止渴、止血和醒酒作用。

◆ **保健药膳**

莲藕牛腩汤

【材料】莲藕250克，牛腩250克，赤小豆25克，生姜2片，蜜枣4颗，盐少许，冷水适量。

【做法】①选鲜牛腩，洗净，切大块，割去肥脂，用开水焯后过冷水，漂洗干净；莲藕洗净，刮皮去节，拍成大块；赤小豆、生姜、蜜枣洗净。②将以上用料放入冷水煲内，旺火煲开后，改小火煲3小时，加盐调味即可。

◎ 白萝卜

白萝卜又名萝卜、萝白、莱菔、芦菔、土酥，是我国本土蔬菜，目前在我国各地均有栽种，在广大的农村地区流传着"十月萝卜小人参"的谚语。现代科学研究表明，白萝卜营养丰富，含有大量碳水化合物、维生素C、膳食纤维和矿物质等，对于多种疾病有着很好的辅助治疗效果。

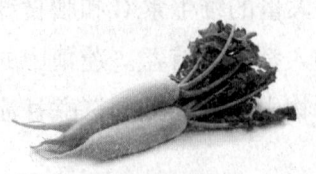

◆ **保健功效**

防癌抗癌 白萝卜中维生素C含量尤为丰富，并且含多种酶，能消除致癌物质亚硝胺，防止细胞发生突变；所含的木质素，能提高巨噬细胞的活力，加速吞噬癌细胞。

减肥降压 白萝卜中含有胆碱物质，能降低血脂、血压，非常利于减肥。

利大小便 白萝卜具有清热生津的功效，而且白萝卜还有很强的行气作用，这些对于大小便的通畅都十分有利。

杀虫除菌 白萝卜中还含有一种特殊化合物——异硫氰酸苯脂，它能杀虫，且对人体无损害。用白萝卜汁来治滴虫性阴道炎，治愈率高达90%以上。

◆ **中医理论**

中医学认为，白萝卜味甘辛，性平，无毒，入肺、脾经，有下气消食、除痰润肺之功效，煮食可治肺热吐血、气胀食滞、食谷不化、痰多、口干、小便不畅、酒毒；生捣汁服食可治吐血、衄血、声嘶咽干、胸膈闷气、大小便不畅。

◆ **食法宜忌**

忌

（1）白萝卜不宜和胡萝卜一起食用，否则会破坏维生素C。

（2）服用人参期间不宜食用萝卜，否则会失去滋补作用。

（3）忌与橘子一同食用，否则会引发甲状腺肿大。

第四章 食物巧吃有讲究

◆ 保健药膳

萝卜蜂蜜汁

【材料】新鲜白萝卜100克，蜂蜜少许。

【做法】新鲜白萝卜洗净，切碎捣烂，置消毒纱布取汁，加蜂蜜调味即可。

◎ 黑芝麻

黑芝麻又名胡麻，为一年生草本植物芝麻的干燥成熟种子，除西藏外，在我国各省区均有栽培。黑芝麻富含多种营养成分，经常食用还可预防多种疾病、延缓衰老。《本草纲目》中称"服（黑芝麻）至百日，能除一切痼疾。一年面光不饥，二年白发返黑，三年齿落更生"。

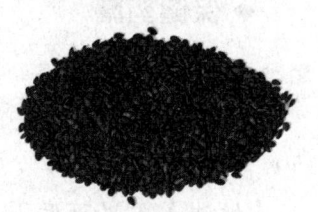

◆ 保健功效

强体抗癌 除了富含抗氧化剂维生素E之外，黑芝麻还富含抗氧化能力更强的硒元素，常食能提高身体免疫力，对抗癌症。

防治贫血 黑芝麻含丰富的不饱和脂肪酸、蛋白质、多种微量元素和维生素，铁元素尤其丰富，比猪肝的铁元素多1倍，比蛋黄多6倍。常食不仅对调整偏食、厌食有积极的作用，还能预防缺铁性贫血。

增强记忆力 黑芝麻含有增进大脑营养的重要元素，如亚油酸、芝麻油等，常食能够预防脑部细胞退化，从而达到健脑与增强记忆力的功效。

◆ 中医理论

中医学认为，黑芝麻味甘，性平，入肝、肾经，具有滋补肝肾、生津润肠、润肤护发、抗衰祛斑、明目通乳的功效，可用于血虚、视物昏花、耳鸣、津少便秘、面斑、久咳不愈、发枯不泽、乳汁不通、失眠等症。

◆ 食法宜忌

宜

（1）黑芝麻仁外面有一层稍硬的膜，碾碎后人体才能吸收到其中的营养，所以整粒的黑芝麻应加工后再食用。

（2）将黑芝麻制成糊可以更加有效地吸收维生素E和亚油酸等成分。

◆ 保健药膳

黑芝麻红枣粥

【材料】黑芝麻20克，粳米150克，红枣8颗，白糖30克，冷水1500毫升。

【做法】①黑芝麻下入锅中，用小火炒香，研成粉末，备用。②粳米洗净，用冷水浸泡半小时，捞出，沥干水分；红枣洗净去核。③锅中加入约1500毫升冷水，放入粳米和红枣，先用旺火烧沸，然后改用小火熬煮，待米粥烂熟时，调入黑芝麻粉及白糖，再稍煮片刻即可。

◎ 黑米

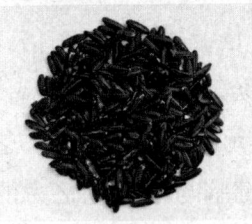

黑米是稻米中的珍贵品种，属糯米类，主要分布在我国西南高原地区，以云南、贵州、广东、广西较为集中。用黑米熬制的米粥清香油亮、软糯适口，因其营养丰富，滋补效果较佳，被人们称为"补血米""长寿米"。近年研究发现，黑米还具有许多特殊的营养功效，并能较好地改善缺铁性贫血和动脉粥样硬化等疾病，多食可以预防疾病、增进健康。

◆ 保健功效

抗癌抗过敏 黑米中含有黄酮、花青素、生物碱、类固醇、强心苷、皂苷等生物活性物质，它们能够提高机体非特异性免疫功能，增强人体的抗病及抗过敏能力；能维持血管的正常渗透压，减低血管的脆性，防止血管破裂；同时还有抗菌、抑制癌细胞生长的作用。

防治动脉硬化 黑米中的黑色素属于黄酮类化合物，它可以阻断氧自由基在人体内的连锁反应，减缓或改善辐射损伤、关节炎等疾病，对防治动脉粥样硬化有比较明显的效果。

补血 黑米中含有一种叫紫黑糯米醇的物质，它可促进人体骨髓造血细胞增殖，从而增强造血功能，对贫血也有一定的预防作用。

抗衰老 黑米中含有的紫黑糯米醇，对丝裂原、刀豆凝集素引起的淋巴细胞增殖有一定的促进作用，从而增强免疫功能，防治早衰。

滋补强身 黑米富含蛋白质和多种氨基酸，常食用黑米对慢性病患者、恢复期病人、产妇、幼儿、身体虚弱者，都有显著的滋补作用。

◆ 中医理论

中医学认为，黑米具有滋阴补肾、健脾益肝、明目活血的作用，可以治疗贫血、头昏、视物不清、头发早白等多种病症。

◆ 食法宜忌

忌

（1）不宜吃未煮烂的黑米，以免引起急性肠胃炎。

（2）服用四环素类药物时不宜食用黑米。

◆ 保健药膳

黑米党参山楂粥

【材料】黑米100克，党参15克，山楂10克，冰糖10克，冷水1200毫升。

【做法】①黑米洗净，用冷水浸泡3小时。②党参洗净，切片；山楂洗净，去核切片。③锅内加入约1200毫升冷水，将黑米、山楂片、党参片放入，先用旺火烧沸，然后转小火煮45分钟，待米粥熟烂，调入冰糖即可。

◎ 红小豆

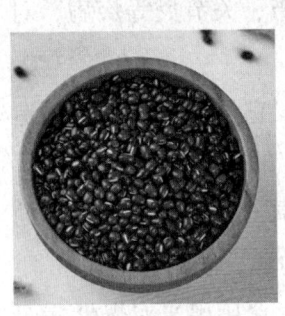

红小豆又名红豆、赤豆、赤小豆。红小豆中富含淀粉，因此还被人们称为"饭豆"。红小豆是人们生活中经常食用的一种高蛋白、低脂肪、高营养、多功能的杂粮，用红小豆制作的饭、粥、汤、豆面条、糕点馅，美味可口、老幼咸宜。同时，红小豆还是食疗佳品，被李时珍称为"心之谷"。

◆ 保健功效

降低血糖 红小豆中富含膳食纤维，能减少脂肪、胆固醇的吸收，控制食物中糖的吸收速度，是一种天然的"碳水化合物阻滞剂"，有助于糖尿病患者控制血糖。

利尿消肿 红小豆中富含的皂草苷物质能够刺激肠道，预防结石，起到利尿、消肿的作用，用红小豆来治疗心脏性和肾性水肿、肝硬化腹水、脚气病等症具有显著疗效。

通便防痔 红小豆中富含的膳食纤维能促进肠蠕动，使大便易于排出，有效治疗便秘。由于膳食纤维具有良好的通便作用，可降低肛门周围的压力，使血流通畅，从而起到防治痔疮的作用。

◆ 中医理论

自古以来，红小豆就被人们视为药食两用佳品。中医学认为，红小豆具有消热解毒、利水消肿、健脾止泻等功能，可治小腹胀满、小便不利、烦热口渴等症。

◆ 食法宜忌

宜

（1）红豆和米饭同煮，可以弥补白米饭所缺乏的维生素B_1和维生素B_2。

（2）红豆宜与其他谷类食品混合食用，一般制成豆沙包、豆饭或豆粥。

（3）煮红小豆时越烂越好，这样可除去腥味，并容易被消化。

◆ 保健药膳

红豆花生红枣粥

【材料】粳米100克，红小豆50克，花生仁50克，红枣5颗，白糖10克，冷水1500毫升。

【做法】①红小豆、花生仁洗净，用冷水浸泡回软。②红枣洗净，除去枣核。③粳米洗净，用冷水浸泡半小时。④锅中加入约1500毫升冷水，放入红小豆、花生仁、粳米，旺火煮沸后，放入红枣，再改用小火慢熬至粥成，以白糖调味即可。

◎ 绿豆

绿豆又称文豆、摘绿、青小豆，是我国人民的传统豆类食物之一。绿豆的吃法多样，香甜可口，而且其营养价值和药用价值都很高，被李时珍赞为"食中佳品"。绿豆中的蛋白质含量是粳米的3倍，而且是含有较多赖氨酸的完全蛋白。同时绿豆中也含有丰富的多种维生素和无机盐，其中胡萝卜素和硫胺素的含量较多。现代医学研究证明，常食绿豆能起到养生保健、预防疾病的作用，是名副其实的"济世良谷"。

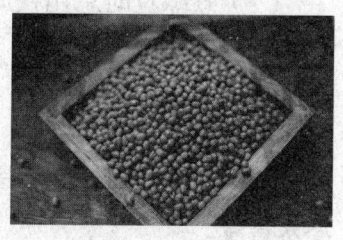

◆ **保健功效**

提高免疫力 绿豆所含有的多种生物活性物质,如香豆素、生物碱、植物甾醇、皂苷等,可以使吞噬细胞数量增加、吞噬功能增强,从而使人体的免疫功能提高。

解毒 绿豆中的绿豆蛋白等成分可以与有机磷及其他有毒重金属结合成沉淀物排出体外,从而具有解毒的功效。

清热解暑 夏天或在高温环境工作的人出汗多,体液损失很大,体内的电解质平衡遭到破坏,用绿豆汤来补充体液是最理想的方法。绿豆汤清暑益气、止渴利尿,能够及时补充水分和无机盐,对维持水液电解质平衡有着重要意义。

◆ **中医理论**

中医学认为,绿豆性凉,味甘,具有清热解毒、消暑除烦、止渴健胃的功效。

◆ **食法宜忌**

忌

(1)绿豆忌煮得过烂,以免使有机酸和维生素遭到破坏;也不能煮半熟,否则食用后会导致恶心、呕吐。

(2)煮绿豆时忌用铁质炊具。

◆ **保健药膳**

绿豆麦片粥

【材料】绿豆100克,麦片60克,小米50克,糯米40克,冰糖15克,冷水适量。

【做法】①绿豆洗净,先用冷水浸泡2小时,再连水蒸2小时,取出备用。②小米、糯米、麦片分别洗净,用冷水浸泡20分钟,再置于旺火上烧沸,然后改用小火熬煮约45分钟。③加入蒸好的绿豆汤和冰糖,将所有材料拌匀煮沸即可。

第四章 食物巧吃有讲究

◎ 黄豆

黄豆是豆科植物大豆的黄色种子，其种植历史已有4000多年，是我国的传统食品，有"豆中之王"的美称。黄豆的营养价值很高，仅蛋白质含量就比猪瘦肉多1倍；黄豆中的蛋白质在量和质上均可与牛奶蛋白媲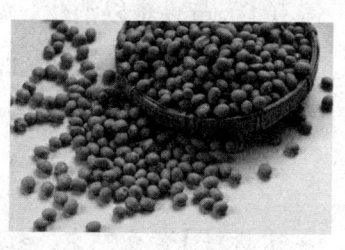
美，所以黄豆又有"绿色乳牛"之誉。黄豆中的蛋白质与鸡蛋、鲜奶中的蛋白质的成分十分相似，含有人体所必需的多种氨基酸，其组成的比例也与人体需要接近，因此黄豆成为数百种天然食物中最受营养学家推崇的保健食品之一。

◆ 保健功效

防治心脑血管疾病　黄豆中富含的大豆蛋白质、亚油酸和豆固醇能明显降低血脂和胆固醇的含量，从而降低患心血管疾病的概率。大豆脂肪富含不饱和脂肪酸及大豆磷脂，有保持血管弹性和健脑的作用。

瘦身美容　黄豆中的皂苷类物质能减少脂肪吸收、促进脂肪代谢，大豆膳食纤维可加快食物通过肠道的时间，因而食用黄豆具有减脂的效果。此外，吃黄豆对皮肤干燥粗糙、头发干枯者大有好处，还可以促进肌肤的新陈代谢、加快机体排毒，令肌肤常葆青春。

◆ 中医理论

中医学认为，黄豆味甘，性平，可以"逐水胀，下淤血，伤中淋露，除胃中热痹、散五脏结积内寒"等，是食疗佳品。

◆ 食法宜忌

宜

（1）一定要将黄豆烹制熟透后再食用，以破坏抗胰蛋白酶和凝血酶。

（2）将黄豆做成豆制品食用，其蛋白质的消化率更高。

忌

（1）黄豆难以消化，每次不能食用过多。

（2）不宜经常食用，否则会影响铁元素的吸收而使人出现贫血症状。

◆ 保健药膳

红薯芥菜黄豆汤

【材料】黄豆75克，红薯380克，芥菜300克，猪瘦肉100克，姜2片，盐适量，冷水适量。

【做法】①红薯去皮，洗净，切厚块；芥菜和黄豆洗净；猪瘦肉洗净，焯后再冲洗干净。②煲中加适量水，沸后放入红薯、芥菜、黄豆、猪瘦肉和姜片，水滚后改小火煲约90分钟，下盐调味即成。

◎ 玉米

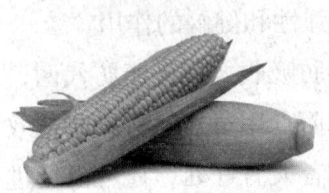

玉米又名苞谷、棒子、玉蜀黍、金黍等，原产于美洲。作为一种廉价的"粗粮"，玉米是某些贫困地区人民的主食。新鲜的熟玉米颗粒味道鲜美、香气独特，易于咀嚼和消化，是老幼皆宜的食品。玉米具有很高的营养价值以及多种医疗保健功效，多食玉米对人体的健康颇为有利。因此，有营养学家把玉米称为"黄金谷物"。

◆ 保健功效

防治心脑血管疾病 玉米脂肪中含有丰富的亚油酸、卵磷脂和维生素E等营养素，这些物质均具有降低胆固醇，防止高血压、冠心病和抗血管硬化的作用。

抗衰美容 新鲜玉米中含有大量的维生素，其中维生素E能够促进细胞分裂，延缓细胞老化，增强身体抵抗力，预防动脉粥样硬化、皮肤病变和早老性痴呆；而维生素A对防治老年人常见的干眼病、气管炎、皮肤干燥症及白内障等也有一定的辅助作用。玉米胚芽中所含的营养物质能增强人体新陈代谢，调整神经系统，抑制和延缓皮肤皱纹的产生，使皮肤细嫩光滑。

◆ **中医理论**

中医学认为，玉米性平、味甘，有开胃、健脾、除湿等作用，主治腹泻、消化不良、水肿等。

◆ **食法宜忌**

宜

（1）食用玉米时也要吃掉玉米粒的胚尖部分，因为玉米的许多营养都集中在这里。

（2）玉米蛋白质中缺乏色氨酸，所以以玉米为主食的人应多吃些豆类食品。

忌

（1）发生霉烂、变质的玉米含有强致癌物——黄曲霉素，所以绝对不可食用。

（2）不宜长期将玉米当作主食。

◆ **保健药膳**

玉米香菇排骨汤

【材料】玉米2个，排骨500克，香菇5个，盐少许，冷水适量。

【做法】①排骨焯去血水；玉米切段；香菇泡软去蒂。②将排骨、玉米、香菇一同入锅，加入适量冷水煮，旺火转小火，慢慢煨炖约1小时，加盐调味即可。

◎ 花生

花生又称落花生、地果、唐人豆，为豆科植物落花生的种子。现代考古学研究认为花生原产于南美洲,到了16世纪30年代才在我国落地生根,如今山东、河南、广东等省为主要产地。花生含有丰富的营养物

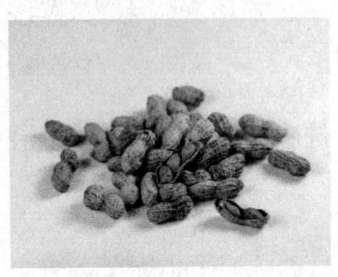

质,具有较高的保健价值,在我国被认为是"十大长寿食品之一",历来有"长生果"之称。现代医学对于花生的研究更加深入,美国膳食指导金字塔中,把坚果跟肉类、豆类归为同一类别,作为健康膳食的一部分,可以每天适量食用。

◆ 保健功效

保护血管 花生富含脂肪,其中75%以上为不饱和脂肪酸。不饱和脂肪酸有明显降低胆固醇的作用,对于预防动脉粥样硬化、高血压和冠心病等疾病十分有益。

补气止血 花生和花生红衣能抑制纤维蛋白的溶解,增加血小板的含量,改善血小板的质量及凝血因子的缺陷,加强毛细血管的收缩机能,促进骨髓造血机能,是补气止血的良药。

改善营养不良 花生富含维生素B_1、维生素E、叶酸、烟酸及丰富的镁、钙、铁、硒、钾等微量元素,每日膳食中添加花生有助于改善营养不良的状态,花生的营养价值可与鸡蛋、牛奶、肉类等一些动物性食品媲美。

◆ 中医理论

中医学认为,花生味甘,性平,具有润肺、和胃、补脾等功效。可用于烦咳、反胃、乳妇奶少等症。

◆ 食法宜忌

宜

(1)身体虚弱的贫血患者在食用花生进补时,最好将花生红衣一起食用。

（2）花生以炖食为佳，既避免破坏营养成分，还使其软烂易嚼，容易消化。

忌

（1）生的花生中可能含有寄生虫的虫卵，不宜直接食用。

（2）霉变的花生含有不可逆的致癌物质——黄曲霉菌，不能食用。

◆ 保健药膳

花生杏仁粥

【材料】粳米200克，花生仁50克，杏仁25克，白糖20克，冷水2500毫升。

【做法】①花生仁洗净，用冷水浸泡回软；杏仁焯水烫透，备用。②粳米洗净，浸泡半小时，放入锅中，加入2500毫升冷水，用旺火煮沸。转小火，下入花生仁，煮约45分钟，再下入杏仁及白糖，搅拌均匀，煮15分钟，出锅即可。

◎ 燕麦

燕麦又名莜麦、油麦、玉麦，是一种非常古老的农作物，我国大约在3000年前已有栽培，目前在西北、内蒙古、东北一带牧区或半牧区栽培较多。燕麦曾被视为粗粮，用来喂马，但随着对其营养价值的发现，如今已成为世界十大健康食品之一，被誉为"保健食品新贵族"。

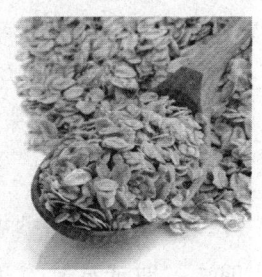

◆ 保健功效

防治糖尿病 燕麦所含的微量元素镁和铬有利于防治糖尿病，特别是铬能增强胰岛素的活性，加速糖代谢，促进脂肪和蛋白质的合成。

保护血管 燕麦中的抗氧化剂可以抵御血细胞沉积，减轻导致动脉硬化的脉管收缩。此外，燕麦中的不饱和脂肪酸、可溶性纤维和皂苷素等还可以有效减少血液中的胆固醇,改善血液循环。

维护性机能 燕麦所含亚麻油酸是人体最重要的必需脂肪酸,它能维持人体正常的新陈代谢活动,同时又是合成前列腺素的必要成分,对维护人体的性机能有重要作用。

◆ 中医理论

中医学认为,燕麦味甘,性平,无毒,具有健脾益气、补虚止汗、养胃润肠之功效。

◆ 食法宜忌

宜

燕麦是一种高脂肪、高蛋白的谷类食物,所以最好搭配蔬菜类一起食用。

忌

吃燕麦一次不宜太多,每次30~50克为宜,否则会造成胃痉挛或是胀气。

◆ 保健药膳

燕麦粳米粥

【材料】粳米100克,燕麦粉30克,白糖10克,冷水1000毫升。

【做法】①粳米洗净,用冷水浸泡半小时。②将粳米放入锅内,加入1000毫升冷水,先用旺火烧沸,然后改用小火熬煮。③粥熬至半熟时将燕麦粉用冷开水调匀,放入锅内,搅拌均匀,待粳米烂熟以后加白糖调味,即可盛起食用。

◎ 葡萄

葡萄又名蒲桃、蒲陶、草龙珠、山葫芦等,原产于西亚,大约在汉朝时期传入我国,栽种历史已有2000年之久,是深受人们喜爱的水果之一。葡萄品种很多，有紫葡萄、白葡萄、绿葡萄和红葡萄等，但以紫葡萄最为常见，且营养价值也较高。紫葡萄色泽诱人、酸甜适口、水分多，富含葡萄糖和其他营养成分，经常食用对人体健康大有裨益，因此又有"植物奶"的美称。

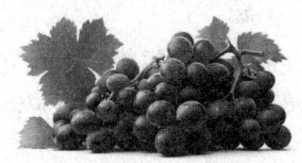

◆ **保健功效**

活血护心 葡萄中丰富的维生素C和钾等物质具有降血脂，扩张血管，增加冠脉血流量，降低血压和胆固醇，软化血管等作用，能阻止血栓形成，对冠心病、高脂血症的治疗十分有益。

补血补铁 葡萄是水果中含复合铁元素最多的水果，是贫血患者的理想食品。

延缓衰老 葡萄中含的类黄酮是一种强力抗氧化剂，可清除体内的氧自由基，有效延缓衰老。

帮助消化 在葡萄所含的糖分中，大部分是容易被人体直接吸收的葡萄糖，所以葡萄是消化能力较弱者的理想果品。葡萄中含较多的酒石酸，有帮助消化的作用，适当吃些葡萄能健脾养胃。

强身健体 葡萄皮中含有的单宁、花青素、白藜芦醇等物质，具有强抗氧化、抗突变、抗癌、抗过敏、纠正肝脏机能障碍、保护心血管、增强免疫能力等功能，常食则强身健体。

◆ **中医理论**

中医学认为，葡萄性平，味甘，能滋肝肾、生津液、强筋骨，有补益气血、通利小便的作用，可用于脾虚气弱、气短乏力、水肿、小便不利等病症的辅助治疗。

◆ **食法宜忌**

宜

吃葡萄时应尽量连皮一起吃，因为葡萄的很多营养成分都存在于皮中。

忌

（1）吃葡萄后不能立刻喝水，否则很容易发生腹泻。

（2）葡萄不宜与水产品同时食用。

◆ 保健药膳

葡萄芦笋苹果汁

【材料】葡萄20颗，芦笋2根，苹果1/2个，冰块4块。

【做法】①葡萄洗净，去皮去子；苹果洗净后去核去皮，切成小块；芦笋洗净，切段。②上述蔬果放进榨汁机中榨取汁。③将冰块放入杯中，倒入蔬果汁调匀，即可直接饮用。

◎ 樱桃

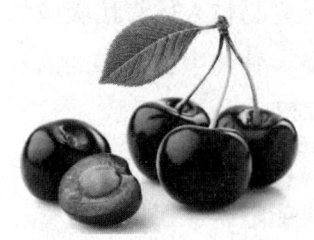

樱桃别名莺桃、含桃、荆桃等，为蔷薇科樱桃属植物，是上市最早的一种落叶乔木果实，号称"百果第一枝"。据说黄莺特别喜好啄食这种果实，因而名为"莺桃"。其果实虽小如珍珠，但色泽红艳光洁，玲珑如玛瑙宝石一般，味道甘甜而微酸，营养也非常丰富，既可鲜食，又可腌制或作为其他菜肴食品的点缀，因而备受青睐。

◆ 保健功效

补血益智 樱桃的铁含量特别高，大约是苹果、橘子、梨含铁量的20倍，位于各种水果之首。常食樱桃能补充铁元素，促进血红蛋白再生，既可防治缺铁性贫血，又可增强体质，健脑益智。

调血降压 樱桃富含多种维生素、微量元素和叶酸等成分，能够为人体祛除毒素，促进血液循环，稳定心律，降低血液中的胆固醇含量。

美容养颜 樱桃具有调中益气、滋润皮肤之功效，其所含的蛋白质、糖分、维生素 C 等营养物质均高于苹果和梨的含量。经常食用樱桃或用樱桃汁涂面能使皮肤红润嫩白。

◆ 中医理论

中医学认为，樱桃性温，味甘，具有调中益气、健脾和胃、养心宁血、祛风湿的功效。可治脾胃虚弱、消化不良、口舌干燥、腰膝酸软、肢体麻木等症。

◆ 食法宜忌

宜

新鲜的樱桃中含有能够减弱肿瘤细胞活化的成分，所以，癌症患者宜食用新鲜的樱桃。

忌

樱桃因含铁多，再加上含有少量氢氧化合物，若食用过多则会引起铁中毒或氢氧化物中毒，每天食用不应超过200克。食用后若有轻度不适可用甘蔗汁解毒。

◆ 保健药膳

银耳樱桃粥

【材料】粳米100克，银耳20克，樱桃30克，糖桂花5克，冰糖10克，冷水1000毫升。

【做法】①银耳用冷水浸泡胀发，洗净，撕成片。②粳米洗净，用冷水浸泡半小时。③樱桃去柄，洗净。④锅中加入约1000毫升冷水，将粳米放入，先用旺火烧沸，再改用小火熬煮。至米粒软烂时加入银耳，再煮10分钟，最后加入樱桃、冰糖、糖桂花，再煮沸即可。

◎ 草莓

草莓外观呈心形，鲜美红嫩，果肉多汁，酸甜可口，不仅色彩艳丽、营养丰富，而且还有一般水果所没有的宜人芳香，是水果中难得的色、香、味俱佳者，因此常被人们誉为"水果皇后"。

◆ **保健功效**

防癌抗癌 草莓中鞣酸含量丰富，在人体内可吸附和阻止致癌物质的吸收，具有防癌作用。

保护血管 草莓中富含的维生素C除了可以预防坏血病以外，对动脉硬化、冠心病、心绞痛、脑溢血等都有积极的预防作用。

疗疮排脓 草莓含有多种有机酸、维生素和微量元素，外敷于疮疖患处，可起到解毒、排脓、生肌的功效。

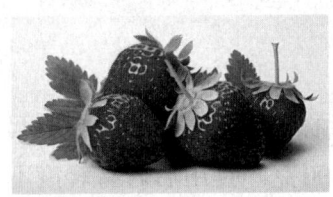

润肠养胃 草莓的营养成分容易被人体消化、吸收，对胃肠道功能不佳和贫血患者均有一定的滋补调理作用。它还含有果胶和丰富的膳食纤维，可以帮助消化，通畅大便。

◆ **中医理论**

中医学认为，草莓性凉，味酸，具有润肺生津、清热凉血、健脾解酒等功效，多吃也不会受凉或"上火"，是老少皆宜的健康食品。

◆ **食法宜忌**

宜

草莓维生素C含量丰富，可以搅成汁再兑入牛奶，制作成牛奶草莓汁，既可以补充维生素C，又可以补充蛋白质和钙，使营养吸收更全面。

◆ **保健药膳**

草莓柚奶汁

【材料】草莓50克，葡萄柚1个，酸奶200克，蜂蜜10克，淡盐水适量。

【做法】①葡萄柚去皮,切成小块;草莓去蒂,放入淡盐水中浸泡片刻,冲洗干净。②将葡萄柚块和草莓放入榨汁机中,添加适量酸奶,一起搅打成汁。③将草莓柚奶汁倒入杯中,加入蜂蜜调味,即可直接饮用。

◎ 红枣

红枣又名大枣,自古以来就被列为"五果"(桃、李、梅、杏、枣)之一,其栽培历史悠久,营养含量丰富,为秋冬季节进补之佳品。红枣最突出的特点是维生素含量高,被誉为"天然维生素丸"。国外的一项临床研究显示:连续吃红枣的高脂血症患者,恢复健康比单纯吃维生素药剂的患者快3倍以上。

◆ 保健功效

防癌抗癌 红枣中含有大量的维生素C、有机酸和抑制癌细胞物质,对防癌抗癌有重要作用。

补铁补钙 红枣中富含钙和铁,它们对防治骨质疏松和贫血有重要作用。更年期和老年人容易患骨质疏松症,正在生长发育高峰的青少年和女性容易发生贫血,红枣对这些症状有十分理想的食疗作用。

保护血管 红枣中所含的维生素C有改善人体毛细血管的功能,对高血压等心血管疾病的防治有一定功效。红枣所含的芦丁,是一种软化血管、降低血压的物质,对高血压有防治功效。

预防胆结石 经常食用红枣的人很少患胆结石,这是因为红枣中含有丰富的维生素C,能使体内多余的胆固醇转变为胆汁酸,降低结石形成的概率。

疏肝健体 药理研究发现,红枣能促进白细胞的生成,降低血清胆固醇,提高血清蛋白,保护肝脏。红枣中大量的糖类物质也能够对肝脏起到保护作用,对一些肝病的治疗有不错的辅助作用,同时还能增强人体免疫力。

◆ **中医理论**

中医学认为，红枣味甘、性温，主要功能为补中益气、养血安神，临床主要用于脾胃气虚、血虚萎黄、失眠多梦等症的治疗。

◆ **食法宜忌**

宜

枣皮中含有丰富的营养成分，炖汤时应连皮一起烹调；但生吃红枣时应吐枣皮，因为枣皮不易消化，会滞留在肠道中。

◆ **保健药膳**

红枣桂圆猪皮汤

【材料】红枣15颗，猪皮500克，当归20克，桂圆肉30克，盐少许，冷水2000毫升。

【做法】①红枣去核，洗净；当归、桂圆肉洗净。②尽量剔除黏附在猪皮上的脂肪，切块，洗净，焯水。③瓦煲内注入冷水2000毫升，煮沸后加入以上食料，煲沸后改用小火煲3小时，加盐调味即可。

◎ 西瓜

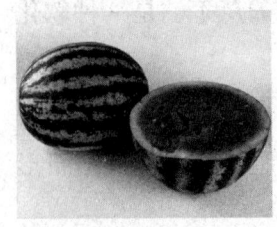

西瓜又叫水瓜、寒瓜、夏瓜，因为在汉代从西域引入，故称"西瓜"。西瓜味道甘甜多汁，清爽解渴，是盛夏佳果，既能祛暑热烦渴，又有很好的利尿作用，因此有"天然白虎汤"之称。西瓜除不含脂肪和胆固醇外，几乎含有人体所需的各种营养成分，是一种富有营养、纯净、食用安全的食品。

◆ **保健功效**

利尿护肾 西瓜所含的糖、无机盐等物质，有利尿、消缓肾脏炎症的作用。同时，其中所含的蛋白酶能把不溶性蛋白质转化为可溶的蛋白质，为肾炎病人增加营养。

降压护心 西瓜所含的糖、盐和酶类能降低血压，尤其是皮中所含的钾盐和酶类，对高血压、心脏病患者大有益处。

降热通便 西瓜含有大量水分和糖类物质，可以有效补充人体的水分，有清热解暑、除烦止渴的功效。在急性热病发热、口渴汗多时吃西瓜，能有效缓解症状。同时，吃西瓜后尿量会明显增加，这可以使大便通畅，还可以减少体内胆色素的含量，对治疗黄疸病也有一定效果。

◆ **食法宜忌**

宜

（1）吃完西瓜后，可将西瓜皮洗净用醋凉拌，西瓜皮中含有丰富的维生素 C，能破坏酵素中的抗坏血酸酶。

（2）西瓜蘸盐，可使风味更美，但盐一定要适量，否则会使西瓜中的钾大量流失。

忌

（1）刚刚从冰箱里取出的西瓜不宜立即食用。

（2）一次吃西瓜不宜太多，否则其中的大量水分会冲淡胃液，造成消化不良。

◆ **保健药膳**

西瓜丁粥

【材料】粳米100克，西瓜瓤、西瓜皮各25克，盐2克，冷水适量。

【做法】①将西瓜皮削去硬皮及残留瓜瓤，冲洗干净，切成细丁，用盐稍腌；瓜瓤去子，切丁。②粳米洗净，用冷水浸泡半小时。③取锅放入冷水、西瓜皮丁、西瓜瓤丁、粳米，先用旺火煮沸，再改用小火煮约45分钟，以盐调味即可。

◎ 山楂

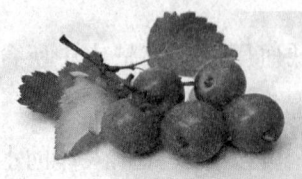

山楂又名山里红、红果、胭脂果。山楂有很高的营养和医疗价值，是人们十分喜爱的果品。因中老年人常吃山楂制品能增强食欲，改善睡眠，保持骨和血中钙的恒定，预防动脉粥样硬化，延年益寿，故山楂被人们视为"长寿果"。

◆ 保健功效

防衰抗癌 山楂所含的黄酮类和维生素C、胡萝卜素等物质能增强机体免疫力，并有防衰老、抗癌的作用。

降压降脂 山楂能防治心血管疾病，扩张血管，增加冠脉血流量，消除冠状动脉脂质沉积，降低血压和胆固醇，软化血管。

强心护心 山楂中的山楂黄酮有一定的强心作用，可以增加血液输出量，使心脏的收缩能力加强，对老年性心脏病患者非常有益。

开胃助消化 山楂酸可以刺激食欲，帮助消化，特别对消除肉食积滞作用明显。

活血化瘀 山楂有助于解除局部瘀血状态，对跌打损伤有辅助疗效。另外，山楂对子宫有收缩作用，在孕妇临产时有催生之效，还能促进产后子宫复原。

消炎杀菌 山楂对痢疾杆菌有很强的抑制作用，对其他病菌如白喉杆菌、伤寒杆菌等也有明显的抑制作用。

◆ 中医理论

中医学认为，山楂具有消积化滞、收敛止痢、活血化瘀等功效。主治饮食积滞、胸膈痞满、闭经等症。

◆ 食法宜忌

宜

（1）山楂和莲子一同炖汤，有开胃提神的功效，经常食用不但能够滋补身体，还可以益智醒脑。

（2）野山楂应带皮食用，因为山楂的果皮中也含有丰富的营养，但是人工栽种的山楂往往喷洒过农药，所以最好去皮食用。

（3）牙齿怕酸的人可以食用山楂糕等山楂制品。

◆ 保健药膳

橘子山楂桂花羹

【材料】橘子、山楂各50克，桂花20克，白糖10克，冷水适量。

【做法】①橘子剥皮、去核，切成小丁；山楂去核，洗净，切片；桂花洗净。②将橘子、山楂、桂花放入炖锅内，加入适量冷水，置旺火上烧沸，改用小火煮25分钟，加入白糖，搅拌均匀即可。

◎ 杨梅

杨梅又名龙睛、朱红，杨梅并不是梅子的变种，只是因其形似水杨子、味道似梅子而取名杨梅。杨梅是我国特产水果之一，其果实色泽鲜艳，汁液多，甜酸适口，营养价值高，能够生津解渴，和胃止呕，运脾消食，对于促进食欲、治疗消化不良有不错的效果，素有"果中玛瑙"的美誉，在江浙一带又有"杨梅赛荔枝"之说。

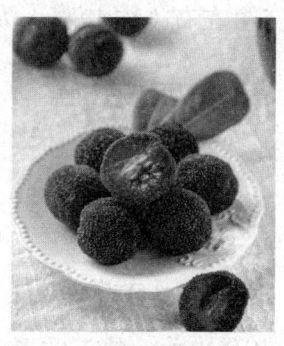

◆ 保健功效

防癌治癌 杨梅中含有的B族维生素和维生素C能够防止癌细胞生成，果仁中所含的氰胺类、脂肪油等也有抑制癌细胞的作用。

降低血脂 杨梅含有多种有机酸和大量维生素C，不仅可直接参与体内糖的代谢过程，而且还有降血脂的功效。

解暑瘦身 新鲜杨梅所含的果酸既能开胃生津，消食解暑，又能阻止体内的糖转化为脂肪，有助于瘦身。

◆ 中医理论

中医认为，杨梅味甘、酸，性温，具有生津止渴、健胃消食的功能，对于食后饱胀、饮食不消、胃阴不足、伤暑口渴等症状有较好的食疗效果。

◆ 食法宜忌

宜

（1）杨梅蘸少许盐食用味道会更加鲜美可口，而且还有止渴、活血、消痰、清理肠胃的功效。

（2）民间常将杨梅浸入酒中，制成杨梅酒，不但可以长时间保存杨梅，经常饮用还有舒筋、开胃的功效。

忌

（1）杨梅忌与生葱同食。

（2）食用杨梅后应及时漱口或刷牙，而且杨梅不宜多吃，每次食用5个左右（约40克）为宜，以免上火生疮、损坏牙齿。

◆ 保健药膳

杨梅绿豆粥

【材料】糯米150克，绿豆50克，杨梅10颗，白糖15克，冷水2000毫升。

【做法】①糯米、绿豆洗净，用冷水浸泡3小时。②杨梅漂洗干净。③锅中加入约2000毫升冷水，将糯米和绿豆一同放入，先用旺火烧沸，再用小火煮至糯米、绿豆熟烂，加杨梅、白糖搅拌均匀即可。

◎ 李子

李子是蔷薇科落叶乔木李的果实，原产于我国，其品种繁多，饱满圆润，玲珑剔透，口味甘甜，是人们喜食的传统果品之一。《承平蓝纂》中将李子的特点归纳为"香、雅、细、淡、洁、密、宜夜月、宜丝鬓、宜泛酒"。

◆ 保健功效

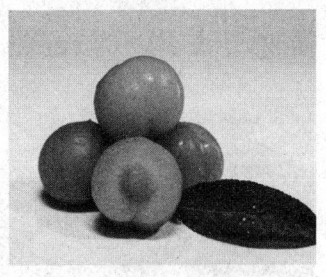

降压导泻 李子仁中含有苦杏仁苷和大量的脂肪，研究表明这些物质具有明显的降压作用，并能够加快胃肠蠕动，促进干燥的大便排出，适合高血压患者和便秘者食用。

促进消化 李子能促进胃酸和胃消化酶的分泌，促进肠胃蠕动，因而食李子能促进消化，增加食欲，是胃酸缺乏、食后饱胀者的食疗良品。

润喉镇咳 李子清热生津，声音嘶哑或者失音时食用李子可以起到缓解作用。

◆ 中医理论

中医学认为，李子味甘、酸，性凉，具有清热生津、镇咳祛痰、利小便之功效，特别适合于治疗口渴咽干、大腹水肿、小便不利等症状。

◆ 食法宜忌

忌

（1）不可和蜂蜜一同食用。

（2）未熟透的李子不能食用。

（3）李子含大量的果酸，过量食用易引起胃痛。

◆ 保健药膳

李子酱

【材料】李子500克，吉士粉15克，清水100毫升，冰糖30克。

【做法】①李子洗净去核切小块，入搅拌机打碎；吉士粉用少许开水调开。②在锅中加入清水和冰糖，中火加热，不停地搅拌直到水分烧干、糖发黏起大泡，接着倒入打碎的李子，边煮边搅拌直到酱汁发黏，再加入吉士粉糊煮一会儿即可。

◎ 石榴

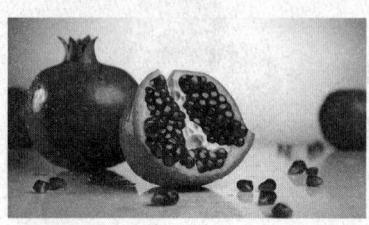

石榴又名珍珠若榴、丹若、天浆、海石榴等，原产中亚的伊朗、阿富汗等地。分为观赏和食用两大类，是一种珍奇的浆果。石榴果实外形呈圆球形，皮内百子同房，籽粒色彩绚丽，晶莹剔透。石榴不仅形色美艳，而且甘美多汁，味甜微酸，营养丰富，具有很高的药用价值。晋人潘岳在《安石榴赋》中曾如此赞美："榴者，天下之奇树，九州之名果"。

◆ 保健功效

保护血管 石榴汁富含大量的尼克酸素、抗坏血酸素、多种氨基酸和微量元素，具有软化血管、降血脂、降血糖、降低胆固醇等多种功效，可防治冠心病、动脉硬化、高血压等心脑血管疾病。

美容抗衰老 石榴中含有两大抗氧化成分——红石榴多酚与花青素，可中和人体内诱发疾病与衰老的氧自由基，抵抗机体炎症，具有抵抗衰老的神奇功效。石榴中丰富的水分和钙、镁、锌等微量元素，能迅速补充肌肤所失的水分与营养，使肤质更为亮泽柔软。

◆ 中医理论

中医学认为，石榴性温涩，润燥兼收敛，主治咽喉燥渴，可止渴生津、涩肠止泻、固肾收敛。但吃多容易伤齿，生痰。

◆ 食法宜忌

宜

嚼食石榴的种子对咳嗽、口干、口舌生疮、支气管炎非常有效。

忌

（1）石榴不宜与海味同时食用。

（2）多食石榴会损伤牙齿，建议每次1个（约100克）为宜。

◆ 保健药膳

石榴花粥

【材料】粳米100克，石榴花5朵，白糖60克，冷水适量。

【做法】①粳米洗净，用冷水浸泡半小时。②将石榴花撕下花瓣，择洗干净。③取锅放入冷水、粳米，先用旺火煮开，然后改用小火熬煮，至粥将成时加入石榴花、白糖，再略煮片刻即可。

◎ 猕猴桃

猕猴桃又名毛桃、藤梨、杨桃藤、野生猴桃等，原产于我国。猕猴桃果实呈卵圆形，外带棕黑色的绒毛，成熟的猕猴桃清香扑鼻、果肉翠绿、汁多味美、酸甜爽口。猕猴桃属高级滋补水果，一个猕猴桃的维生素C含量就是人体每天所需量的2倍多，其他营养素含量也非常丰富，被誉为"水果之王""营养第四餐"。

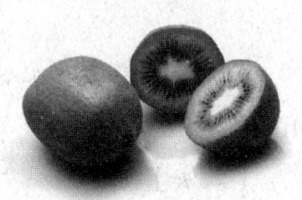

◆ 保健功效

排毒 猕猴桃含有丰富的果胶，可使肠道中的铅沉淀，减少人体对铅的吸收。同时，猕猴桃富含有机硒，它能与铅、镉、汞、砷等金属毒物在体内结合成金属硒蛋白复合物，并排出体外。

美容护肤 猕猴桃富含维生素C和维生素E。维生素C是皮肤美白所必需的物质，它可以抑制黑色素，防止雀斑的形成；而维生素E能够促进肌肉的正常发育，保持肌肤弹性，并直接帮助肌肤抵抗紫外线和污染物的侵害。

◆ 中医理论

中医学认为，猕猴桃性寒，味甘酸，具有和中理气、生津润燥、解热止渴、利尿通淋的作用。

◆ 食法宜忌

宜

猕猴桃同黄绿色蔬菜搭配食用，可以起到防止动脉硬化的神奇效果。

忌

（1）不熟的猕猴桃不宜食用。可将生猕猴桃与苹果或香蕉放在一起，后者释放出来的化学气体可以快速催熟猕猴桃。

（2）食用猕猴桃后不要马上食用牛奶或其他乳制品，否则会导致腹胀、腹痛或腹泻。

◆ 保健药膳

猕猴桃西芹汁

【材料】猕猴桃1个，西芹1根，菠萝1/4个，蜂蜜15克，凉开水100毫升。

【做法】①猕猴桃去皮取瓤，切成小块；西芹洗净，切成小段；菠萝切成块。②猕猴桃块、西芹段、菠萝块放入榨汁机中，加入凉开水一起榨取汁液。③将榨好的蔬果汁倒入杯中，加入蜂蜜搅拌均匀即可。

◎ 木瓜

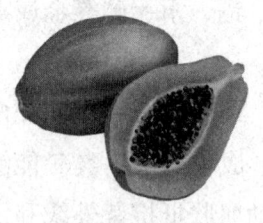

木瓜又名乳瓜、番瓜、文冠果、番木瓜等，我国种植木瓜已经有2000年以上的历史，早在南朝时期，木瓜就已经成为朝廷的贡果。因其厚实细致、香气浓郁、汁水丰多、甜美可口、营养丰富，有着"百益之果""水果之皇""万寿瓜"之雅称，是我国岭南四大名果之一。明代的李时珍在《本草纲目》中对木瓜的药用功效作了详细的阐述。现代科学发现，木瓜富含维生素、氨基酸等营养成分，对于治疗某些疾病、增强体质有着非常好的效果。

◆ 保健功效

防癌抗癌 木瓜中所独有的番木瓜碱具有抗肿瘤功效，并能阻止致癌物质亚硝胺的合成，对淋巴性白血病细胞具有强烈抗癌活性。

健脾消食 木瓜中所含的木瓜蛋白酶，可将脂肪分解为脂肪酸。同时木瓜还含有一种木瓜酵素，能消化蛋白质，促进人体对于食物的消化和吸收，因此有健脾消食作用。此外，木瓜酵素还可以治疗多种胃疾。

◆ 中医理论

中医认为，木瓜味甘，性平，具有消食健胃、润肺止咳、消暑解渴等功效。

◆ 食法宜忌

宜

（1）木瓜中的木瓜酵素是一种很强的蛋白质消化酶，饭后食用木瓜有助于消化。

（2）木瓜的最佳食用方法是用糖或蜜浸渍后食用。

忌

（1）木瓜中的番木瓜碱，对人体有小毒，每次食量不宜过多，1/4个为宜，过敏体质者应慎食。

（2）怀孕时不能吃木瓜，否则容易引起子宫收缩。

（3）烹饪木瓜时忌用铁制或铝制器皿。

◆ 保健药膳

木瓜鱼尾汤

【材料】木瓜半个，鲩鱼尾1个，南北杏适量，姜丝、蒜蓉各少许。

【做法】①将鲩鱼尾洗净放入清水中，用小火煮开，放入少量姜丝及蒜蓉。②将木瓜洗净剖开，去掉瓜瓤，切成片状，放入鱼汤中，同时将南北杏洗净放入，用中火煲3小时，下盐调味即可。

◎ 橙子

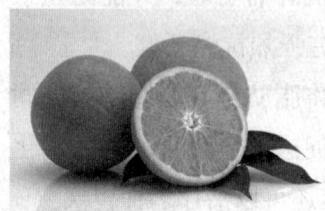

橙子又名黄橙、金球、香橙、蟹橙等，与橘子、柑子、柚子、柠檬等同属芸香科柑橘类植物。橙子原产于我国东南部，栽培历史悠久，至今已近4000年，目前世界各热带果区均有分布。橙子颜色鲜艳，酸甜可口，外观整齐漂亮，是深受人们喜爱的水果，因其营养丰富、抗氧化效果奇佳而被称为"天然的抗氧化剂"。

◆ 保健功效

防癌抗癌 柑橘类水果中所含的抗氧化物质种类很多，包括大量维生素、60余种黄酮类物质和17种类胡萝卜素。黄酮类物质具有抗病毒作用，类胡萝卜素则具有很强的抗氧化功效。这些综合的生理活性成分使得柑橘类水果对多种癌症的发生都有抑制作用，尤其对口腔癌、食管癌和胃癌的防治效果明显。

软化血管 橙子中的果酸具有软化血管的作用，黄酮类物质具有抗炎症和抑制凝血的作用，维生素C有降低胆固醇的作用，而钾、钙等微量元素对保护心脑血管的健康也有积极意义。

补充体力 剧烈运动后饮用一杯橙汁，其含量丰富的果糖能迅速补充体力，而高达85%的水分更能解渴提神。

◆ 食法宜忌

忌

（1）饭前或空腹时不宜食用。

（2）食用橙子要适量，每次最多不能超过3个，食用后应及时刷牙漱口。

（3）吃橙子前后1小时内不宜喝牛奶。

（4）不可用橙皮泡水，因为橙皮上一般都会有保鲜剂，很难用水洗净。

◆ **保健药膳**

橙蜜饮

【材料】橙子200克，蜂蜜100克，冷水适量。

【做法】将橙子用清水泡去酸味，连皮切成4瓣，与蜂蜜一同放入锅中，加适量水煮20分钟，去渣取汁饮用。

◎ 香蕉

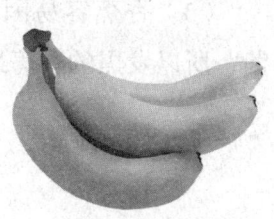

香蕉又名牙蕉，是多年生大型常绿果品草本植物，盛产于热带、亚热带地区，在我国南部有2000多年的栽培历史，早在战国时期的《庄子》和屈原的《九歌》中就对香蕉作过记载。香蕉是人们十分喜爱的水果之一，其果肉不仅软甜可口，具有浓郁而独特的香味，而且营养高、热量低，是备受女性朋友们青睐的瘦身水果。此外，欧洲人因其具有解除忧郁的独特功效而称香蕉为"快乐之果"。

◆ **保健功效**

降压防病　香蕉富含钾，能抑制人体内多余的钠，多吃香蕉，可预防高血压和心血管疾病。美国科学家研究证实，连续一周每天吃两根香蕉，可使血压降低10%。

解乏安神　香蕉中的镁可以起到消除疲劳的作用，睡前吃些香蕉，对治疗失眠也有一定效果。同时香蕉中又含有丰富的色氨酸，能够安抚神经，消缓情绪紧张，令人心情愉快。

帮助消化　香蕉内含丰富的果胶和少量可以刺激胃部的酸，可调整肠胃机能，帮助消化，对便秘患者十分有益。没有完全成熟的香蕉，其淀粉会转变成人体容易吸收的糖分，对治疗胃病有一定效果。

◆ **中医理论**

中医学认为,香蕉味甘,性寒,有清热通肠、润肺解酒和治咳嗽等功效。

◆ **食法宜忌**

忌

(1)香蕉不宜过量食用,每次1~2个(约150克)为宜,否则过多的糖分会在人体内发酵,引起腹泻。

(2)不宜空腹吃香蕉,否则会使血液中的镁含量骤升,造成镁、钙失调,对心血管产生抑制作用。

(3)香蕉容易因碰撞挤压或受冻而发黑,在室温下很容易滋生细菌,所以发黑的香蕉最好丢弃。

◆ **保健药膳**

香蕉麦芽汁

【材料】香蕉1只,麦芽30克,果醋25克,冷水适量。

【做法】①香蕉去皮,切成小块;麦芽冲洗干净。②把香蕉块和麦芽放入榨汁机中,搅打成汁后倒入杯中,加入果醋拌匀,即可直接饮用。

◎ 柠檬

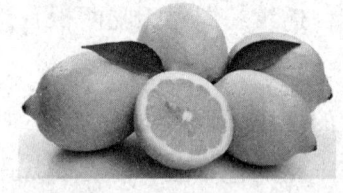

柠檬别名柠果、洋柠檬、益母果等,属芸香科柑橘类柠檬的果实,呈长圆形或卵圆形,淡黄色,前端呈乳突状,表皮厚硬粗糙,肉质极酸,具有浓郁的芳香气,营养价值极高,它不但含有丰富的维生素和多种人体必需的微量元素,还含有独特的柠檬油和柠檬酸,孕妇胎动不安者宜食,因此有"宜母子"或"宜母果"的美誉。它的果皮、叶片和花可以提取香精油,香精油是美容化妆品的重要原料;柠檬的果胚榨汁后,可制成蜜饯、果酱、糕点,

还可以酿酒；柠檬汁则可以制成饮料、茶，清香可口，是西餐桌上的常备果品，有"西餐之王"的称号。

◆ **保健功效**

防治败血症 柠檬中富含的维生素C是防止败血症的良药，因此水手需要经常摄入一定量的柠檬汁。

防治肾结石 柠檬中含有大量柠檬酸盐，它能够抑制钙盐的结晶，经常食用适量柠檬能预防、治疗肾结石。

杀菌抑菌 柠檬含有烟酸和丰富的有机酸，可以杀灭口腔和消化道内的细菌。

帮助消化 柠檬中的柠檬酸使果肉细嫩、易于消化。同时，柠檬酸还能促进胃中蛋白分解酶的分泌，增加胃肠蠕动，帮助消化。

美容护发 柠檬富含大量柠檬酸、维生素A和维生素C。柠檬酸能中和人体内的碱性物质，防止色素沉着，对雀斑、色素沉着有漂白作用；皮肤吸收了维生素A后，可变得光洁润泽；维生素C能使皮肤变得光滑、细腻、白嫩、丰满。此外，柠檬酸能中和头发中的碱性成分，用柠檬汁洗头，可促进头发的生长发育。

◆ **中医理论**

中医学认为，柠檬性温，味酸，无毒，具有止渴生津、清热杀菌、祛暑安胎、健脾开胃、疏滞化痰、止咳止痛等功能，可用于化食、解酒、减肥。另外，高血压、心肌梗死患者常饮柠檬饮料，对改善症状、缓解病情也非常有益。

◆ **食法宜忌**

宜

维生素C属于水溶性维生素，比较容易流失，更不耐热，而且柠檬因口感酸不适合直接食用，所以最好用来榨汁、配菜或是冲泡柠檬茶等。

忌

柠檬或柠檬汁的摄入量不宜过多，否则易导致酸血症，使人疲劳、困倦。

◆ **保健药膳**

蜂蜜柠檬

【材料】柠檬1只，蜂蜜40克，茶末适量。

【做法】茶水煮浓汁约500毫升；柠檬洗净，榨汁，倒入温浓茶汁中，搅匀冷却后再加入蜂蜜调匀。

◎ 菠萝

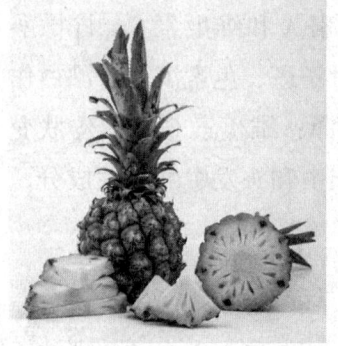

菠萝又叫凤梨、露兜子、番菠萝等，是著名的热带水果之一，原产于南美亚马孙河流域，于16世纪末17世纪初传入我国华南地区，目前已是"岭南名果"之一。菠萝果实外形很像松树果，色泽金黄，气味香醇，其果肉柔软多汁，酸甜可口，风味独特。它营养丰富，不仅可以促进食欲，同时还具有很高的保健价值，深受我国人民喜爱。

◆ **保健功效**

防癌抗癌　菠萝中含有两种特殊蛋白酶，它们能够抑制人体各个部位癌细胞的生长，包括胸部、肺部、卵巢等。

防治心脑血管疾病　菠萝所含的生物碱及蛋白水解酶，能使血液凝块消散并抑制血液凝块形成，对冠状动脉和脑动脉血管栓塞所引起的疾病有缓解作用。

瘦身助消化　菠萝含有丰富的纤维，能够促进肠胃的蠕动；其独特的凤梨酵素有利于分解蛋白质，从而促进食欲、帮助消化；同时，菠萝是低热量高营养水果，100克菠萝只有42卡（176焦耳）热量，而有机酸、氨基酸等营养成分含量高，因此菠萝也是瘦身佳果。

◆ 中医理论

中医学认为，菠萝味甘、微酸，性微寒，入胃、肾经。其具有清热解暑、补脾止泻、生津消渴、利小便的功效，可用于伤暑、身热烦渴、胸中痞闷、消化不良、小便不利、头昏眼花等病，还可用于治疗水肿、血栓和呼吸道炎症等。

◆ 食法宜忌

宜

将去掉表皮的菠萝切成片，放在淡盐水里浸泡20分钟，再用凉开水浸洗，去掉咸味后再食用。这样不仅使菠萝的味道更加甜美，还能够预防菠萝过敏症的发生。如果吃菠萝后感到喉部不适，就是过敏症状，应立即停止进食，并喝一杯淡盐水稀释致敏成分。

忌

不宜空腹食用菠萝。

◆ 保健药膳

菠萝蜜

【材料】菠萝肉120克，蜂蜜30克，冷水适量。

【做法】菠萝肉切小丁，加蜂蜜，入水煎服。

◎ 芒果

芒果又名檬果、庵罗果、蜜望子等，原产于热带，目前在世界上100多个国家都有种植。芒果有的为鸡蛋形，也有为圆形、肾形、心形的，果皮呈浅

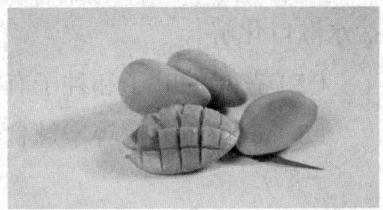

绿、金黄或深红色，果肉为黄色。芒果集热带水果精华于一身，兼有菠萝、甜杏、柿子、水蜜桃等多种水果混合的滋味，清香适口，风味别致，营养丰富，具有极高的营养价值和药用价值，被人们誉为"热带果王"。

◆ **保健功效**

防治结肠癌 芒果可以促进胃肠的蠕动，加速有毒物质、致癌物质排出，同时，芒果含有的芒果酮酸、异芒果醇酸和多酚类化合物也具有抗癌的作用，因此常食芒果对防治癌症，特别是结肠癌大有裨益。

防治心脑血管疾病 芒果中维生素 C 含量大大高于一般水果，即使经加热处理，其成分也不会消失。常食芒果可以不断补充体内维生素 C 的消耗，降低胆固醇和三酰甘油，从而有利于防治心脑血管疾病。

抗抑郁 芒果独特的芳香味道和其富含的维生素 B_6 可以起到稳定情绪的作用，对治疗抑郁症有一定效果。

◆ **中医理论**

从性味上来说，芒果性平、偏温且营养丰富。食用芒果具有抗癌、美化肌肤、防治高血压、防治动脉硬化、防治便秘、清肠胃的功效。芒果叶的提取物还能抑制化脓球菌、大肠杆菌、绿脓杆菌，同时具有抑制流感病毒的作用。

◆ **食法宜忌**

忌

（1）芒果过多食用会使人皮肤变黄，并对肾脏造成损害，每次1个（约100克左右）为宜。如果食用后有芒果过敏症状发生，则应立即用淡盐水漱口化解。

（2）芒果的叶子和种子有毒，不可食用。

（3）避免与大蒜等辛辣食物一同食用，否则皮肤可能会发黄。

◆ 保健药膳

芒果刨冰

【材料】芒果2个，刨冰1碗，果糖半杯。

【做法】①芒果洗净、去皮，将果肉切丁，先放在碗内，拌入果糖搅匀。②刨冰放盘内，放上芒果即成。

◎ 柚子

柚子又名朱栾、雷柚、气柑、文旦等，外形浑圆，是中秋节的应景佳果，深受人们喜爱。柚子营养价值很高，含有丰富的蛋白质、有机酸、维生素以及人体必需的多种微量元素，不仅是美食佳品，而且是天然的保健食物。柚子皮厚耐藏，一般可存放3个月而不失香味与营养，因此又有"天然水果罐头"之美誉。

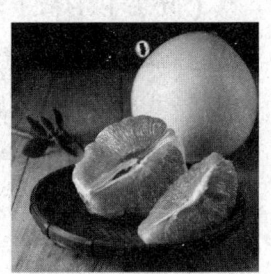

◆ 保健功效

降低血糖　新鲜的柚子肉中含有类似胰岛素的成分，能够有效降低血糖含量，对糖尿病的治疗有很大帮助。

保护血管　柚子含钾多，含钠少，对治疗高血压有益。同时，柚子含有的一种天然果胶还能够降低血液中的胆固醇含量及血液黏滞度，减少血栓的形成。因此，柚子是心脑血管病患者最佳的食疗水果。

◆ 中医理论

中医学认为，柚肉味甘、酸，性寒，无毒，具有理气散瘀、化痰止咳、润肺清肠、补肾健脾等功效，可以治疗食少、口淡、消化不良等症，对经常感冒、咳嗽、气管敏感的人也十分有益。

◆ **食法宜忌**

忌

服药期间,特别是服用抗过敏药时应忌食柚子,因为柚子中含有大量可以抑制肠道蠕动的酶,会使体内药物大量残留,严重者可导致药物中毒。

◆ **保健药膳**

蜂蜜柚子茶

【材料】柚子1个,蜂蜜200克,冰糖250克。

【做法】①柚子洗净,表皮放冷水中浸泡,换几次水后切丝,果肉掰开弄散。②将柚子肉和皮全部倒入锅中,加少许水和冰糖一边煮一边搅拌,熬到水分成黏稠状即可熄火放冷。③在放冷后的柚子茶中加入蜂蜜,搅匀,装入瓶中封好,放冰箱7天后可吃。

◎ 哈密瓜

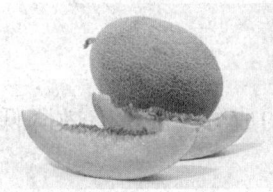

哈密瓜古称甜瓜、甘瓜,维吾尔语叫"库洪",主要出产于我国新疆,其中以南疆哈密地区的品种最好。哈密瓜的种类有数百种,其中以"红心脆"和"黄金龙"的品质最佳。哈密瓜的含糖量在15%左右,味甘如蜜,奇香袭人,不但口感极佳,而且营养十分丰富,有"瓜中之王"的美誉。此外,哈密瓜的医疗保健价值也很高,不仅是夏季解暑佳品,对一些疾病也有明显的辅助治疗作用。

◆ **保健功效**

预防高血压 哈密瓜中的钾元素含量相当高,每100克瓜肉中含有250毫克左右的钾,它能够保持体液的平衡、调节血压,具有预防高血压的作用。

治疗贫血 哈密瓜内富含的多种微量元素对人体造血机能有显著的促进作用,可以作为贫血的食疗之品。

消暑解燥 哈密瓜中含有大量的水分和糖分，可以起到清凉消暑、除烦热、生津止渴的作用，是夏季解暑的佳品。

◆ 中医理论

中医学认为，哈密瓜性偏寒，具有疗饥、利便、益气、清肺热、止咳的功效，适宜胃病、咳嗽痰喘和便秘患者食用。

◆ 食法宜忌

忌

哈密瓜性偏寒，不宜过量食用，每次100克左右为宜，否则会引起腹泻。

◆ 保健药膳

哈密瓜银耳猪瘦肉汤

【材料】哈密瓜500克，银耳20克，猪瘦肉500克，蜜枣3颗，盐5克，冷水1500毫升。

【做法】①将哈密瓜去皮、瓤，洗净，切成块状；银耳浸泡，去除根蒂部硬结，撕成小朵，洗净；蜜枣洗净；猪瘦肉洗净，焯水。②将冷水1500毫升放入瓦煲内，煮沸后加以上用料，旺火煲滚后改用小火煲2小时，加盐调味即可。

◎ 乌骨鸡

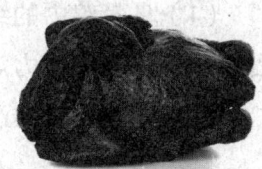

乌骨鸡又名乌鸡、药鸡、绒毛鸡、黑足鸡等，为我国特有品种，原产于江西泰和。乌骨鸡与普通鸡的形态基本相同，有白羽、黑羽之分，但乌骨鸡为黑皮、黑肉、黑骨。乌骨鸡肉质十分细嫩，味道鲜美爽口，含有丰富的蛋白质、黑色素、多种维生素和微量元素等物质，营养价值极高，并具有一定的医疗保健作用，是难得的滋

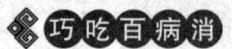

补佳品。

◆ **保健功效**

抗衰抗癌 乌骨鸡含有大量的维生素 A、微量元素硒和黑色素，它们具有清除体内自由基，抑制过氧化脂质形成，抗衰老和抑制癌细胞生长的功效。

调治妇科疾病 乌骨鸡含有大量铁元素，具有滋阴补血、健脾固冲的作用，可有效治疗女性月经不调、缺铁性贫血等症。《本草纲目》认为"（乌骨鸡）益产妇，治妇人崩中带下"。

养身防病 乌骨鸡含大量蛋白质，多种维生素以及硒、铁、铜、锰等微量元素，而胆固醇含量极低，是高蛋白、低脂肪的滋补佳品。近年研究还证明，乌骨鸡含有的 DHA 和 EPA 物质还可以提高儿童智力，防止老年性痴呆症，预防脑血栓和心肌梗死。

提高免疫力 乌骨鸡含有人体不可缺少的多种维生素、赖氨酸、蛋氨酸和组氨酸等，经常食用可以有效调节生理机能，提高人体免疫力。

◆ **中医理论**

中医认为，乌骨鸡具有养阴退热、补益肝肾等功效，入药能治一切虚证，如头晕目眩、病后虚弱、体质瘦弱、骨蒸潮热、腰腿疼痛、脾虚腹泻、月经不调和遗精等症。

◆ **食法宜忌**

宜

（1）乌骨鸡中的维生素 E 含量较多，若搭配富含 B 族维生素的食物食用，可以增进体力。

（2）乌鸡连骨熬汤滋补效果更好。

◆ **保健药膳**

鲜奶银耳乌鸡汤

【材料】乌骨鸡1只，猪瘦肉250克，银耳19克，百合38克，鲜奶

1杯、姜片、盐各适量,冷水2000毫升。

【做法】①银耳用水浸泡20分钟,清洗干净;百合洗净;乌骨鸡宰杀后去毛及内脏,汆烫后再冲洗干净;猪瘦肉洗净。②烧滚适量水,下乌骨鸡、猪瘦肉、银耳、百合和姜片,水沸后改文火煲约2小时,倒入鲜奶拌匀,续煮5分钟,下盐调味即成。

◎ 鸡蛋

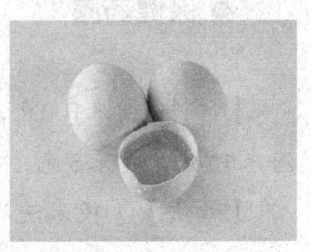

鸡蛋为雉科动物鸡的卵,又名鸡卵、鸡子,是受大众普遍喜爱的食品之一。鲜鸡蛋所含的营养物质丰富而全面,特别是其蛋白质组成与人体组织中的蛋白质组成极为接近,因此吸收率相当高,是自然界中最优良的蛋白质,因此,鸡蛋被营养学家称为"完全蛋白质模式"和"理想的营养库",可谓当之无愧。

◆ 保健功效

防癌抗癌 鸡蛋中含有较多的维生素B_2,可以氧化分解人体内的致癌物质。此外,鸡蛋中的维生素A、硒、锌等微量元素也都有明显的抗癌效果。

保护肝脏 鸡蛋中的蛋白质可以修复损伤的肝脏组织。蛋黄中的卵磷脂可促进肝细胞的再生、提高人体血浆蛋白量,从而增强肝脏的代谢功能和免疫功能。

◆ 中医理论

中医学认为,鸡蛋味甘,性平,具有补中益气、润肺利咽、清热解毒、养阴健体及美肤等作用。

◆ **食法宜忌**

宜

尽管鸡蛋的做法多种多样,但白水煮蛋最富营养。

忌

(1)鸡蛋不宜生吃或用开水冲服。

(2)茶叶蛋应少食用,毛蛋和臭蛋则不宜食用。

(3)炒鸡蛋忌加味精。

◆ **保健药膳**

鸡蛋木耳粥

【材料】粳米100克,鸡蛋2只,黑木耳30克,菠菜20克,银芽15克,海米10克,姜末5克,盐、味精各1克,高汤500克,冷水适量。

【做法】①粳米洗净泡好,放入锅中,加入适量冷水,先用旺火烧沸后,再改用小火慢煮成稀粥,盛起备用。②鸡蛋摊成蛋皮,切丝;海米洗净,胀发回软备用。③木耳用冷水泡发回软,择洗干净;银芽、菠菜分别洗净。④锅中加入高汤,上火烧沸,下入盐、味精和姜末,再下入稀粥、蛋皮丝、黑木耳、银芽、海米、菠菜,煮沸离火即成。

◎ 牛肉

牛肉为牛科动物黄牛或水牛的肉,是常见的一种肉食,也是我国居民的第二大肉类食品,其味道十分鲜美,营养价值非常高,并易于被人体吸收。牛肉含有丰富的蛋白质,肌氨酸含量更是比其他肉类中的含量都高,这使它对增长肌肉、增强力量特别有效。同时,牛肉中脂肪含量很低,营养组成接近人体需要,所以一直以来备受人们的青睐,素有"肉中骄子"的美称。

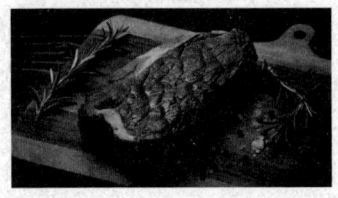

◆ 保健功效

强身健体　牛肉中富含肌氨酸、肉毒碱、丙氨酸、亚油酸和维生素 B_{12}，这些营养物质可以促进新陈代谢，增加肌肉力量，修复机体损伤，从而起到强壮身体的作用。

增强免疫力　牛肉含有足够的锌、谷氨酸盐和维生素 B_6。维生素 B_6 能够促进蛋白质的新陈代谢和合成；锌、谷氨酸盐与维生素 B_6 共同作用，能增强人体的免疫力。牛肉中的氨基酸组分比猪肉中的组分更接近人体需要，能提高机体抗病能力，对生长发育及手术后、病后调养的人特别适宜。

◆ 中医理论

中医学认为，牛肉有补中益气、滋养脾胃的作用，寒冬食牛肉，有暖胃作用，为冬季补益佳品。

◆ 食法宜忌

宜

（1）牛肉和富含维生素 C 的食物（如绿叶蔬菜）搭配食用，可以更好地促进铁的吸收。

（2）牛肉的做法比较多，但清炖时营养成分保存得最好。如果加入红枣一同炖食，还有促进伤口愈合和肌肉生长的功效。

忌

牛肉富含的氨基酸能与碱发生反应，使蛋白质因沉淀变性而失去营养价值，故烹调牛肉忌加碱。

◆ 保健药膳

孜然牛肉丝

【材料】嫩牛肉250克，葱2棵，熟芝麻30克，孜然50克，姜1小块，花椒粒、干辣椒各适量，料酒30毫升，香油、红油各15毫升，辣椒粉2克，精盐3克，味精2克，白糖少许，植物油50克。

【做法】①葱、姜切末；嫩牛肉洗净，去筋，切丝，用少量料酒、精盐、葱、姜腌15分钟。②炒锅点火倒入植物油烧至五成热，下干辣椒、花椒粒炒香，放入牛肉丝煸炒，下料酒、白糖和少许清水烧开，下其他调料炒匀后，出锅撒上熟芝麻即可。

◎ 羊肉

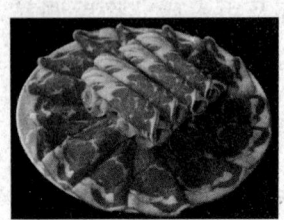

羊肉为牛科动物山羊或绵羊的肉，古时称为羊羖肉、羝肉、羯肉等，是我国人民喜食的主要肉类之一。羊肉较猪肉而言肉质更加细嫩，且比猪肉和牛肉的脂肪、胆固醇含量都要低，历来就被用作滋补的佳品。冬春季节食用羊肉，可收到进补和防寒的双重效果，因此被人们赞誉为冬季的滋补肉，民间更有"要长寿，吃羊肉"的说法。

◆ 保健功效

抗衰抗癌 科学研究表明，羊肉含有的脂肪酸对辅助治疗皮肤癌、结肠癌以及乳腺癌有明显的效果。

滋补御寒 羊肉中有丰富的脂肪、维生素、钙、磷、铁等，特别是钙和铁的含量显著地超过了牛肉和猪肉中的含量，是滋补身体的绝好食品。同时，羊肉的脂肪熔点为47℃，而人的正常体温为37℃，所以羊肉的脂肪不会被身体吸收，吃羊肉不易发胖。寒冬常吃羊肉更可促进血液循环，增强御寒能力。

帮助消化 羊肉肉质细嫩，容易被消化，同时羊肉还可增加消化酶，保护胃壁和肠道，从而有助于食物的消化。

◆ 中医理论

中医学认为，羊肉性温热，有助元阳、补精血、疗肺虚之功效，适时地多吃羊肉不仅可以去湿气，还能起到补肾壮阳的作用，对阳痿早泄患者很有好处，男士宜经常食用。此外，羊肉对哮喘、气管炎、肺病患者及体质虚寒的人也相当有益。

◆ **食法宜忌**

忌

（1）因为生羊肉中的酪酸和梭状芽孢杆菌不易被胃肠消化吸收，所以吃涮羊肉时不可为了贪图肉嫩而故意不涮透，否则食后会导致四肢乏力。

（2）羊肉忌烤焦烧煳，否则不仅肉质老硬，还会产生致癌物质。

（3）羊肉忌与南瓜、何首乌搭配食用。

（4）羊肉属大热之品，夏秋季节气候燥热，不宜吃羊肉。

◆ **保健药膳**

山药羊肉粥

【材料】粳米100克，山药150克，羊肉50克，葱末3克，姜末2克，盐1.5克，胡椒粉1克，冷水适量。

【做法】①粳米洗净，用冷水浸泡半小时。②山药冲洗干净，刮去外皮，切成丁块。③羊肉漂洗干净，放入开水锅内煮至五成熟时捞出，切成丁块。④取锅放入冷水、粳米，先用旺火煮开，然后改用小火熬煮，至粥将成时，加入羊肉块、山药丁、葱末、姜末、盐，待几沸，撒上胡椒粉即可。

◎ 猪肉

猪肉是良好的食用肉类，有丰富的营养，同时也具有一定的药用价值，被视为"润肠生津丰机体"的食品。用猪肉可做几百种不同风味的菜肴，经过烹调加工后的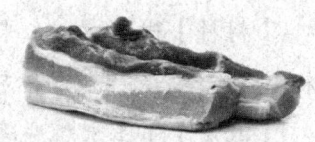肉味十分鲜美，因而成为我国汉族人民最主要的肉类食品之一。

◆ **保健功效**

补铁造血 猪肉中富含血红素铁（有机铁）和促进铁吸收的半胱氨酸，食用猪肉对缺铁性贫血患者大有益处。

滋补保健 猪肉的脂肪和胆固醇含量比其他肉类高，并可以为人体提供优质蛋白质和必需的脂肪酸，对体虚者、低血压者、低血脂者十分有益。

◆ **中医理论**

中医学认为，猪肉有滋阴润燥、通利肠道的作用，可用于治疗眩晕、燥咳、腰酸、皮肤干燥、二便不利、热病伤津、体质虚弱等症。

◆ **食法宜忌**

宜

（1）猪肉经炖煮后，脂肪会减少30%~50%，不饱和脂肪酸增加，而胆固醇含量会大大降低，有利于身体健康。

（2）猪肉一定要煮熟，否则可能会使其携带的寄生虫进入人的肝脏或者脑部。

忌

（1）食用猪肉后不宜大量饮茶，否则会使肠蠕动减慢，造成便秘，延长废物在肠道中的滞留时间，增加有毒及致癌物质的吸收，影响健康。

（2）猪肉与豆类同食会引起腹胀气滞。

◆ **保健药膳**

猪肉玉米粥

【材料】猪瘦肉、玉米粒各100克，鸡蛋1个，淀粉2克，料酒3克，味精、盐各1克，鸡粉3克，冷水适量。

【做法】①玉米粒洗净，浸泡2小时，下入锅中，加冷水，用旺火烧沸，转小火慢煮1小时。②猪瘦肉切片，加入淀粉、料酒、味精腌渍15

分钟。③鸡蛋打入碗中，搅匀备用。④将腌渍好的肉片下入玉米粥内，煮5分钟，再淋入蛋液，加入盐、鸡粉调味即可。

◎ 猪肝

猪肝是指猪的肝脏。肝脏是动物体内储存养料和解毒的重要器官，含有丰富的营养物质，既可补养身体，也可治病，具有较好的保健效果，是理想的补血佳品之一。猪肝常用来制作菜肴，也可制成猪肝酱，还可提取有效成分制成冲剂。

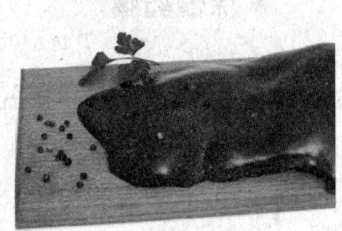

◆ **保健功效**

抗衰抗癌 肝中具有一般肉类食品不含或含量极低的维生素C和微量元素硒，可增强人体的免疫功能，能抗氧化，防衰老，抑制癌细胞的产生。

补铁补血 肝是补血食品中最常用的食物，尤其是猪肝，其营养含量是猪肉中含量的10多倍，食用猪肝可调节和改善贫血病人造血机制。

◆ **中医理论**

中医学认为，猪肝味甘、苦，性温，入肝经，对肝脏、眼睛很有好处。

◆ **食法宜忌**

宜

（1）肝是动物体内的解毒器官，所以烹调时间不能太短，至少要在旺火中炒5分钟以上，使肝完全变成灰褐色，看不到血丝才好。

（2）买回的鲜猪肝要放在自来水龙头下冲10分钟，然后放在清水中浸泡30分钟，再用清水冲洗一遍才能烹调。

忌

（1）猪肝不宜和菠菜一同烹制。

（2）不宜与维生素C、抗凝血药物、左旋多巴、优降灵和苯乙肼等药物同食。

◆ 保健药膳

枸杞猪肝瘦肉汤

【材料】猪肝、猪瘦肉各50克，枸杞叶、梗共30克，酱油、盐各适量，冷水适量。

【做法】①猪肝洗净，切片；猪瘦肉洗净，切片，用酱油、盐腌10分钟；枸杞叶洗净；枸杞梗折短（或扎成两小扎），洗净。②把枸杞梗放入锅内，加冷水适量，小火煲至枸杞梗出味，捞起不要。放入枸杞叶煮沸，再投入猪肝、猪瘦肉煮至熟，调味即可。

◎ 猪血

猪血及其制品以丰富的营养和独特的滋补功效，一直为人们所喜爱，素有"液态肉"之美称。猪血等动物血通常被制成血豆腐，是理想的补血佳品之一。在日本和欧美许多国家的食品市场上出现的以动物血为原料的香肠、点心等很受消费者的青睐。

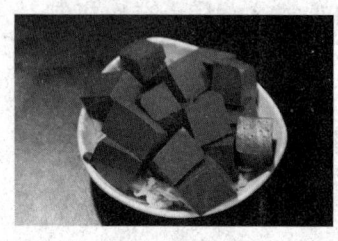

◆ 保健功效

防癌抗癌 据现代医学家研究发现，猪血具有防癌作用，尤其血癌病人多食新鲜猪血，可以使病情得到缓解。

防治贫血 动物血中铁含量较高，而且以血红素铁的形式存在，容易被人体吸收利用。儿童、孕妇或哺乳期妇女多吃些有动物血的菜肴，可以防治缺铁性贫血。同时，动物血中含有微量元素钴，对其他贫血病如恶性贫血也有一定的防治作用。

排毒清肠 猪血中的血浆蛋白被消化液中的酶分解后，会产生一种解毒物质，能与侵入人体内的粉尘和金属微粒反应，转化为人体不易吸收的物质，直接排出体外，有除尘、清肠、排毒的作用。

◆ 中医理论

中医学认为，猪血味咸，性平，能软化大肠中燥便，使其易于排出体外，便秘者最宜食用。

◆ 食法宜忌

宜

（1）猪血有软化大便的作用，而菠菜有止血、清热、润燥的作用，猪血与菠菜配用做成汤，具有润肠通便、清热润燥、止血的功效，十分适合体虚及老年便秘者食用。

（2）食用动物血无论烧、煮一定要余透。

忌

不可同海带一起烹制，否则会引起便秘。

◆ 保健药膳

黄豆芽猪血汤

【材料】黄豆芽200克，熟猪血300克，姜4片，花生油15克，盐适量。

【做法】①猪血用清水洗净；黄豆芽洗净，去根，切段。②炒锅上火，下花生油烧七成热，爆香姜片，下黄豆芽炒香，注入清水，以旺火烧沸约10分钟；放入猪血，烧沸加盐调味即成。

◎ 甲鱼

甲鱼又名团鱼、元鱼、水鱼、中华鳖等，是深受人们喜爱的水产佳肴，全国各地均有出产，以洞庭湖区的甲鱼品质最佳。甲鱼肉中含有丰

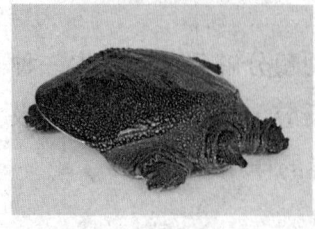

富的氨基酸、维生素、微量元素、多肽和一般食物中少有的蛋氨酸，营养价值极高，是一种高蛋白、低脂肪的珍贵补品。此外，甲鱼肉质细腻、肥腴鲜美，糅合鸡、鹿、牛、羊、猪五种肉的滋味，因此又有"五味肉"之美称。

◆ 保健功效

防癌抗癌　现代医学研究发现，甲鱼肉及其提取物能有效地防治肝癌、胃癌和急性淋巴性白血病，并可用于防治因放疗或化疗引起的身体虚弱、贫血、白细胞减少等症状。

净血除脂　甲鱼有较好的净血作用，常食可降低血胆固醇含量，对高血压、冠心病患者有益。

退热滋补　甲鱼含人体所需的多种维生素、氨基酸、微量元素等，是高蛋白、低脂肪的珍贵滋补食品，在夏季食用尤有清润滋补的功能。

◆ 中医理论

中医认为甲鱼肉味甘、咸，性平，有滋阴凉血、消热除疟、消肿去瘀、益气补虚、丰肌亮肤等功效，可治疗咳嗽、盗汗、肾亏、闭经等症。

◆ 食法宜忌

忌

（1）甲鱼富含蛋白质和动物胶质，不容易消化吸收。如果一次吃得太多，容易败胃，影响消化功能。

（2）甲鱼不宜与鸡蛋、兔肉、猪肉、鸡肉、鸭肉及苋菜同吃，否则很容易导致食物中毒。

（3）生甲鱼血或胆汁配酒会使饮用者中毒或罹患严重的贫血症。

（4）死甲鱼严禁食用。

◆ 保健药膳

银耳甲鱼汤

【材料】甲鱼1只，银耳50克，料酒、姜、葱、盐、味精、胡椒粉、香油各少许。

【做法】①将甲鱼宰杀后，去头、尾、内脏及爪。②将银耳用温水发透，去蒂头，撕成瓣；姜切片，葱切段。③将甲鱼和银耳同放炖锅内，加入料酒、姜、葱、水共2800毫升，用旺火烧沸。④再用小火煮35分钟，加入盐、味精、胡椒粉、香油调味即成。

◎ 海参

海参又名海鼠、刺参等，因补益功效强，类似人参而得名，在我国渤海、黄海、福建沿海的浅海海底均有生长。海参肉质细嫩、富有弹性、鲜美爽口，营养十分丰富，是典型的高蛋白、低脂肪、低胆固醇的食疗佳品，保健价值极高，列海产"八珍"之首，与燕窝、鲍鱼、鱼翅齐名。

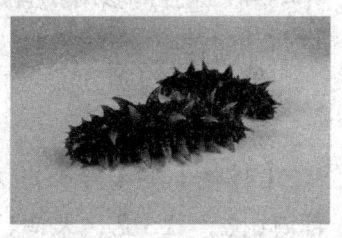

◆ 保健功效

防癌抗癌 海参中富含微量元素硒和其他抗癌物质，对癌细胞的生长、转移具有显著抑制作用，在临床上已广泛应用于各种癌症的辅助治疗及术后的食疗。

保护血管 海参中富含尼克酸，它能够有效降低血压、血脂和胆固醇，减缓冠状动脉硬化、降低心肌梗死等症的发病率，具有预防高血压、心脑血管疾病的作用。

补血壮骨 海参中富含微量元素铁，对贫血患者十分有益。此外，海参还富含微量元素钙和磷，经常食用海参可预防小儿软骨病、佝偻病、老年性骨折及骨质疏松症等，有壮骨强身之效。

◆ **中医理论**

中医学认为，海参味甘、咸，性温，具有补肾益精、壮阳疗痿、润燥通便的作用，凡眩晕耳鸣、腰酸乏力、梦遗滑精、小便频繁的患者，都可用海参滋补食疗。

◆ **食法宜忌**

忌

（1）泡发海参时，切莫沾染油脂、碱、盐，否则会妨碍海参吸水膨胀，甚至会使海参溶化或腐烂变质。

（2）发好的海参不能再冷冻，因而一次不宜发得太多。

（3）海参不宜与甘草同食。

（4）凉拌海参时不宜放醋。

◆ **保健药膳**

黄鱼海参羹

【材料】水发海参80克，大黄鱼肉100克，火腿10克，鸡蛋2只，料酒6克，盐3克，大油、色拉油各15克，葱末3克，湿淀粉10克，味精、胡椒粉各1克，高汤300克。

【做法】①大黄鱼肉及水发海参切成小方厚片，火腿切末，放入蒸锅内蒸熟。②鸡蛋打入碗中，搅拌均匀。③热锅放入色拉油，烧至五成热时，放入葱末爆香，随即加入料酒、高汤、海参片、黄鱼片及胡椒粉，烧沸后放入盐、味精略煮，缓缓倒入鸡蛋，待各食材熟透时倒入湿淀粉勾稀芡，离火，倒入碗中，淋上大油，撒上火腿末，即可食用。

◎ 泥鳅

泥鳅又名河鳅、鳅鱼等，为淡水鱼类，形似黄鳝而比黄鳝小，是人们的传统美食之一，民间有"天上的斑鸠，地下的泥鳅"之说。泥鳅肉质细嫩，味道极为鲜美，是一种高蛋白、低脂肪食品，为膳食珍馐，大补之物，适宜各类人群食用，素有"水中人参"的美誉。初秋的泥鳅营养价值较高，肉质最为肥美。

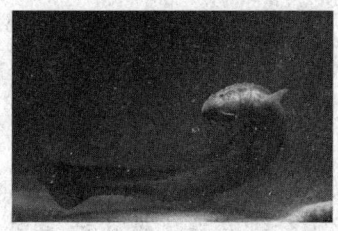

◆ **保健功效**

保护血管　泥鳅中含有的尼克酸，能够扩张血管，降低血液中胆固醇和三酰甘油的浓度，可以调整血脂紊乱，减缓冠脉硬化，降低心肌梗死等症的发病率，有效预防心脑血管疾病。

养肾生精　泥鳅中含有一种特殊蛋白质，具有促进精子形成的作用，成年男子常食泥鳅有养肾生精、滋补强身之效，对调节性功能有较好的帮助。

◆ **中医理论**

中医学认为，泥鳅味甘，性平，有补中益气、祛邪除湿、养肾生精、祛毒除痔、消渴利尿、保肝护肝之功能，还可治疗皮肤瘙痒、水肿、肝炎、早泄、黄疸、痔疮等症。

◆ **食法宜忌**

宜

（1）泥鳅的胆固醇含量比较高，若与富含维生素C的果蔬相搭配，则可将多余的胆固醇排出体外。

（2）烹饪泥鳅之前，先将其放在清水中养2~3天，可使其吐尽泥沙。

（3）下锅前将泥鳅泡在酒中，这样既方便烹饪，味道也会更加鲜美。

忌

泥鳅忌与狗肉同食。

◆ **保健药膳**

泥鳅豆腐汤

【材料】活泥鳅250克，豆腐350克，高汤200克，大油30克，干红椒、姜末、葱末、蒜片、醋、酱油、盐、味精、料酒各适量。

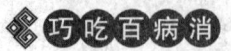

【做法】①将活泥鳅放在水盆内养2天,并且换水数次,使其将肚内的泥土、污物吐尽;豆腐切成方块。②将锅置于旺火上,放入大油烧热,用葱末、姜末、蒜片炝锅,添入高汤,加入酱油、干红椒、盐、料酒、醋,炖半小时后晾凉,再放入泥鳅和豆腐块,盖上锅盖,开锅后焐20分钟左右,掀开锅盖放上味精即可。

◎ 海带

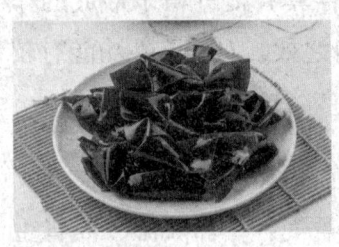

海带又名江白菜、昆布,为褐藻类海带科植物。海带的口感一般,但富含膳食纤维和微量元素碘等营养物质。其食疗价值很高,尤其在预防中老年疾病方面效果突出。因此,海带也有"长寿菜"的美誉。

◆ 保健功效

排毒防癌 海带富含膳食纤维,可以促进有毒或致癌物质的排出,保持肠道健康。同时,海带中还含有一种海藻酸钠的化合物,它与强致癌化学元素锶的亲和力很强,可以帮助机体组织在吸收锶后,将其排出体外,预防癌症的发生。

保护血管 海带中的多种微量元素可以软化血管,增加血液流动性。同时,海带中富含的膳食纤维可以降低胆固醇,并促进排出导致血压升高的微量元素钠。经常食用海带可有效预防心脑血管疾病。

◆ 中医理论

中医视海带为良药,海带性咸,味寒,具有软坚散结、消痰平喘、通行利水、去脂降压等功效,可治疗瘰疬、宿食不消、小便不畅、咳喘、水肿、高血压等症。

第四章 食物巧吃有讲究

◆ 食法宜忌

宜

烹制海带前应先用清水浸泡2~3个小时，中间换1~2次水。同时不要除去附着在海带上的"白霜"，这些"白霜"对人体十分有益。

忌

（1）海带泡发时间最多不要超过6小时，以免水溶性的营养物质损失过多。吃海带后不宜马上喝茶，也不宜立刻食用酸涩的水果。

（2）海带不宜食用过多，以免造成高碘性甲状腺肿大。

◆ 保健药膳

海带鱼头汤

【材料】海带200克，鱼头1个，料酒、姜、葱、盐、味精、胡椒粉、香油各少许，冷水适量。

【做法】①将海带用清水浸泡，洗去泥沙，切成细丝；姜切片，葱切段。②将鱼头去鳃，剁成小块。③将海带、料酒、鱼头、姜、葱一同放入炖锅内，加水适量，用旺火烧沸。④改小火炖煮35分钟，加入盐、味精、胡椒粉、香油调味即成。

◎ 紫菜

紫菜又名索菜、紫英、子英等，是生长在浅海岩礁上的一种红藻植物。主要用来煲汤或涮火锅，是一种深受大众喜爱的食品。紫菜不仅味道鲜美，而且含有大量的膳食纤维、多种维生素和微量元素，尤其是碘的含量很高，历来用于治疗因缺碘而引起的甲状腺肿大。由于紫菜的营养价值和药用价值都很高，所以又被称为"神仙菜"。

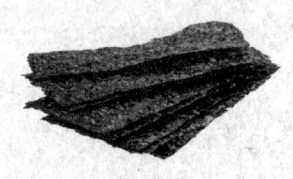

◆ **保健功效**

排毒抗癌 紫菜成分的1/3是膳食纤维，它可以保持肠道健康，加快体内有毒物质排泄，尤其有利于预防大肠癌。紫菜富含的维生素C具有抗氧化、提高免疫力等功效，并有防癌、抗癌效果。

预防心脑血管疾病 紫菜中的微量元素与磷脂可以软化血管，加快血液流动。同时，紫菜中富含的膳食纤维可以降低胆固醇，并促进排出导致血压升高的微量元素钠。经常食用紫菜可有效预防心脑血管疾病。

◆ **中医理论**

中医学认为，紫菜味甘、咸，性凉，具有软坚、化痰、清热、利尿、补肾、养心等功能。常食紫菜可防衰老，防贫血，治疗夜盲症，降低胆固醇。

◆ **食法宜忌**

宜

碘难溶于水，烹饪紫菜时宜采用油炸或油炒的方法，可以提高营养成分的吸收率。

忌

紫菜每次不宜食用太多，干品每次以15克左右为宜，以免引起腹胀、腹痛。

◆ **保健药膳**

豆苗紫菜虾仁汤

【材料】紫菜、虾仁各适量，豌豆苗50克，盐、酱油、味精、香油各适量。

【做法】①豌豆苗去根洗净，切成段。②炒锅置火上，倒入清水，加酱油和盐煮开，然后将紫菜、虾仁放入汤中，再开锅时，撒入豌豆苗，加香油、味精调味即可。

◎ 黑木耳

黑木耳又名木蛾、树鸡、云耳、耳子等，是生长在朽木上的一种胶质食用菌，主要分布在温带和亚热带地区，因其颜色淡褐，形似人耳而得名。其种类很多，目前人工栽培的主要有光木耳和毛木耳。光木耳呈黑褐色，质地滑嫩鲜脆，口感好；毛木耳呈黑色，质地粗韧，硬脆耐嚼。黑木耳脆嫩可口、味道鲜美，营养极为丰富，并具有很高的医疗保健价值，有"素中之荤"的美誉，曾是古代帝王独享之佳品。

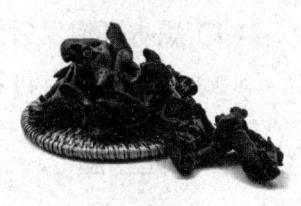

◆ 保健功效

防癌抗癌　黑木耳中含有木糖、葡萄糖醛酸、甘露糖、葡萄糖和岩藻糖等物质，它们可以增强机体免疫力，降低癌细胞的活性。

防治心脑血管疾病　黑木耳中含有的一种类核酸物质，可以降低血中的胆固醇和三酰甘油含量，并具有抗血小板凝聚，阻止血液中胆固醇沉积的作用；黑木耳中含有的植物胶质还能减少血凝块。常食黑木耳可收到防治动脉粥样硬化、冠心病等心脑血管疾病的效果。

清肠排异物　黑木耳中的胶质可吸附残留在人体消化系统内的灰尘、杂质并将其排出体外，从而起到清胃涤肠的作用。

◆ 中医理论

中医学认为，黑木耳性味甘平，有滋润强壮、清肺益气、凉血补血、活血化瘀、镇静止痛等功效，可调治贫血、便血、尿血、便秘、产后虚弱、腰腿疼痛、手足抽筋麻木等症。

◆ 食法宜忌

宜

（1）干黑木耳在烹调前应用洁净的温水泡发。

（2）黑木耳富含维生素D，如果搭配富含钙质的食物，可以有效促进人体对钙的吸收。

忌

（1）黑木耳泡发后仍然紧缩在一起的部分不宜食用。

（2）鲜木耳含有毒素，不可食用。

◆ 保健药膳

黑木耳炒牛百叶

【材料】黑木耳250克，牛百叶150克，红、绿尖椒各适量，精盐5克，味精1克，料酒15克，姜、葱各4克，湿淀粉、植物油各适量。

【做法】①将黑木耳用温水发透，去杂质，撕成瓣状；牛百叶切块；红、绿尖椒去籽后切成块；姜切片，葱切段待用。②用沸水将木耳和红、绿尖椒焯一下，捞起。③锅内放少许植物油，加姜片炒香，下入全部原料及调料炒2分钟，撒味精，用淀粉勾薄芡即可。

◎ 金针菇

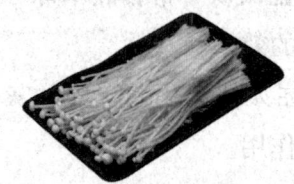

金针菇又名金钱菇、朴菇、杨菇等，是小型伞菌目食用菌类，多产于秋末春初。金针菇肉质脆嫩、味道鲜美，不仅营养极其丰富，还有很高的药用价值，特别是在促进智力发育和抗癌等方面，效果尤为显著。因此，金针菇又有"抗癌益智菇"的美誉。

◆ 保健功效

防癌抗癌 金针菇含有一种叫朴菇素的物质，这是一种碱性蛋白质，它对癌细胞有明显的抑制作用。

防治心脑血管疾病 金针菇中含有的钾、钙、不饱和脂肪酸和维生素B_2等成分有助于调节血液酸碱度平衡，降低胆固醇浓度和血黏稠度，从而起到防治动脉粥样硬化、高血压、冠心病等心脑血管疾病的作用。

保肝护胃 金针菇含有的精氨酸有利于防治肝脏疾病和胃溃疡。

促进发育 金针菇中氨基酸总量占干重的20%左右，其中的赖氨酸特别有利于儿童骨骼成长和智力发育，长期食用金针菇的儿童，不但体重和身高会明显增长，而且智力、记忆力都有明显增强。

◆ **中医理论**

中医学认为，金针菇性寒，味咸，利于肝脏，益肠胃。

◆ **食法宜忌**

宜

金针菇和富含钙质的海鱼一起烹调，能够帮助钙的吸收。

忌

（1）金针菇应避免过度烹煮，以免营养流失，凉拌或涮火锅都是较好的吃法。

（2）食用金针菇不宜太多，每次30～50克为宜，否则可能会导致腹泻。

◆ **保健药膳**

黄鳝金针菇汤

【材料】黄鳝250克，金针菇15克，植物油60克，盐少许，冷水适量。

【做法】①将黄鳝去内脏，洗净切段。②将黄鳝入热油锅内稍煸，投入已清理好的金针菇，加水以文火煮熟，以盐调味即可。

◎ 银耳

银耳又名白木耳、白耳、桑鹅、五鼎芝等，早在3000多年前，我国人民就开始食用银耳，公元6世纪初，陶弘景在《名医别录》一书中论述了银耳的药用功效。银耳是一种珍贵的野生菌类，生长在深山峡谷、森林茂密的地方。这种野生天然银耳产量极低，但营养价值极高，具有防病健身、延年益寿的保健功效，被推崇为"长生不老药"。目前我国南方地区多有人工栽培。银耳已成为大众滋补食品。

◆ 保健功效

抗肿瘤 银耳中富含的硒元素，可以提高人体对肿瘤的抵抗力，还能增强肿瘤患者对放疗、化疗的耐受力。

提高免疫力 银耳中的酸性多糖类化合物，能有效地增强机体对外来致病菌的抑制和杀伤能力，提高免疫力。

祛斑美容 银耳中富含天然植物性胶质，结合其本身所具有的滋阴作用，长期食用可达润肤之效，还能祛除脸部黄褐斑、雀斑，是女性食补美容的佳品。

◆ 中医理论

中医学认为，银耳味甘，性平，无毒，能强精、补肾、滋阴、润肺、养胃、生津、止咳、清热、润肠、益气、和血、强心、补脑，可治疗气管炎、心脑血管病、糖尿病等多种疾病。

◆ 食法宜忌

宜

（1）银耳泡发后应去掉未发开的部分，特别是那些呈淡黄色的硬块。

（2）烧煮时，应将银耳煮至浓稠状，可以大大减少，甚至完全消除银耳中残留的二氧化硫。

忌

变质的银耳不可食用，以免发生食物中毒。

◆ 保健药膳

银耳绿豆粥

【材料】银耳15克，绿豆100克，西瓜半个，蜜桃1个，冰糖30克，冷水适量。

【做法】①绿豆洗净，用冷水浸泡3小时；银耳用冷水浸泡回软，择洗净。②西瓜去皮、子，切块；蜜桃去核，切瓣。③取锅加入适量冷水和泡好的绿豆，上旺火烧沸，转小火慢煮40分钟，再下入银耳及冰糖，搅匀煮约20分钟，下入西瓜块和蜜桃瓣，煮3分钟离火。④粥自然冷却后，装入碗中，用保鲜膜密封，放入冰箱，冷藏20分钟即可食用。

◎ 豆豉

豆豉为我国的传统食品，原名"幽菽"。以黑豆或黄豆作原料，洗净、蒸煮、冷却后，放入缸中发酵、盐渍，最后晒干而成，按加盐与否分为咸、淡两种。豆豉有特殊的香气，不仅能烹调蔬菜、红烧鱼肉，也能单独炒食或蒸食，还可用开水泡出汁代替酱油，是人们日常生活中不可缺少的调味品。豆豉不仅味美可口，而且营养丰富，据现代营养学研究证明，豆豉的营养功效几乎与牛肉相当，经常食用对人体健康非常有利，因此被称为"调味之王"。

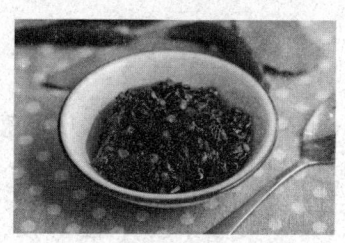

◆ 保健功效

防癌抗癌 豆豉中微量元素钼的含量是小麦的50倍，硒的含量比高硒食物大蒜、洋葱中含量还高，而钼和硒都具有极强的抗癌作用。

预防心血管疾病 医学研究表明，心血管疾病的发生与患者体内的微量元素钴长期缺乏有关，而豆豉中钴的含量是小麦中含量的40倍，能够有效预防冠心病等症。

控制血糖 豆豉中的氨基酸衍生物可以阻止小肠内的一部分酶发挥作用，抑制人体吸收糖分，从而降低血糖含量。

◆ 中医理论

中医学认为，豆豉具有解表清热、透疹解毒之功效，适用于风热头痛、胸闷呕吐、痰多虚烦、消化不良、记忆力减退和醉酒等症。《本草纲目》中记载："（豆豉）得葱则发汗，得盐则能吐，得酒则治风，得蒜则止血，炒熟则又能止汗。"

◆ 食法宜忌

忌

每次以40克左右为宜，过多食用会导致舌干口渴。

◆ 保健药膳

豆豉草鱼

【材料】草鱼400克，盐5克，味精2克，淡豆豉25克，胡椒粉、香油各1克，老抽5毫升，葱段10克，蒜末、姜末各5克，红辣椒50克，干淀粉100克，鲜汤200克，马蹄粉7克，花生油80克。

【做法】①草鱼切段，用盐、胡椒粉、香油拌匀，拍上干淀粉。②炒锅中加入花生油上火，烧热后下草鱼，炸至身硬，去油，随即放入蒜末、姜末、淡豆豉、红辣椒末、葱段炒匀，再放入鲜汤、味精，放入湿马蹄粉勾芡即成。

◎ 红辣椒

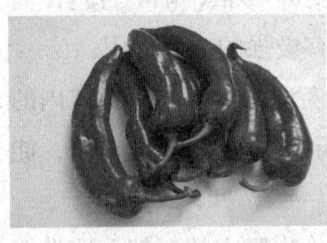

红辣椒又名红尖椒。鲜红辣椒可以作为蔬菜食用，干红辣椒则是许多人都喜爱的调味品。印度人称红辣椒为"红色牛排"；墨西哥人将红辣椒视为国食；在我国，红辣椒更受到了许多人的钟爱。由于红辣椒营养价值很高，所以有"蔬菜之冠"的美称。另外，红辣椒还具有治病保健功效，又被称为"红色药材"。

◆ **保健功效**

抗胰腺癌 红辣椒中的辣椒素是胰腺癌细胞的克星，它可使癌细胞在细胞凋亡的过程中自毁，但不会影响其他正常的胰腺细胞。

改善心脏功能 食用红辣椒后能促进血液循环，改善心脏功能。此外，常食红辣椒可降低血脂，减少血栓形成，对心血管系统疾病有一定预防作用。

◆ **中医理论**

中医学认为，红辣椒味辛，性热，具有温中散寒、开胃消食的功效。可治寒滞腹痛、呕吐、泻痢、冻疮、脾胃虚寒、伤风感冒等症。

◆ **食法宜忌**

忌

（1）加工红辣椒时要掌握火候，因为红辣椒中的维生素C不耐热，易被破坏，在铜器中更是严重，所以还要避免使用铜质餐具。

（2）过量食用红辣椒会危害人体健康。因为过多的辣椒素会剧烈刺激胃肠黏膜，引起胃痛、腹泻，并使肛门烧灼刺痛，诱发胃肠疾病、痔疮出血。建议鲜红辣椒每次吃100克、干红辣椒每次吃10克为宜。

◆ **保健药膳**

红辣椒爆炒鳝片

【材料】鳝鱼300克，红辣椒150克，姜丝、蒜末、花椒、盐、白糖、料酒、胡椒粉、酱油、植物油、高汤各适量。

【做法】①鳝鱼开膛，去掉内脏，清洗干净。用刀侧把鳝鱼拍平，再切成1厘米长的小段，用盐、料酒腌制约5分钟。②炒锅置中火上，加入植物油烧至五成热时把鳝鱼滑油，捞出。③锅留少许底油，烧热后将姜丝、花椒、蒜末置入锅中，煸出香味后，投入红辣椒并炒至五成熟，这时再加入刚才滑出的鳝鱼段、盐、白糖、胡椒粉、酱油和高汤，爆炒2分钟即可。

◎ 大葱

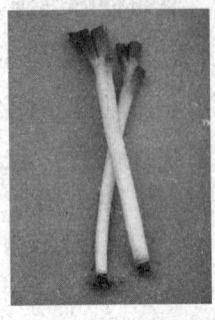

大葱又名葱、菜伯、和事草、茖等，属宿根百合科多年生草本植物，原产于亚洲西部，后经朝鲜、日本传至欧洲。大葱具有特殊的香辣味，主要以其假茎（葱白）和嫩叶供食用。大葱不仅是营养丰富的蔬菜和上佳的调味品，还是祛病保健的绝好食品，对维护人体健康具有重要作用，所以有"祛疾佳蔬"的美誉。

◆ 保健功效

降压降糖 大葱中含一种名为"前列腺素A"的物质，它是作用较强的血管扩张剂，能舒张血管、降低血压。另外，大葱含有较多的纤维素，它能够在肠道中阻止糖分的吸收，使血糖水平保持稳定。

补肾壮阳 大葱中含有的多种维生素和其他一些物质可以保证人体激素的正常分泌，尤其是葱管内的黏液，经常食用有壮阳补阴之效，可用于治疗阳痿、遗精、腰痛等病。

◆ 中医理论

葱根中富含大蒜素，有抗氧化、灭菌的特性，还能治便血，并对防止肠道、呼吸道传染有效果，并且还可治伤风、减轻肌肉痛。

◆ 食法宜忌

宜

烹制贝类时宜添加些大葱，可以有效消解食用贝类后产生的过敏性咳嗽、腹痛等症状。

忌

（1）大葱食用应适量，否则会损伤视力。

（2）忌与红枣同食，否则会造成脾胃失调。

◆ 保健药膳

葱爆羊肉

【材料】羊腿肉、大葱各250克，大蒜1瓣，盐、花椒粉、醋、植物油各少许，黄酒20克，酱油50克，香油50克。

【做法】①羊腿肉去筋，切大薄片；大葱切旋刀块；蒜瓣拍碎。②将大葱、植物油、酱油、盐、黄酒、花椒粉、羊肉片拌和。③用植物油、香油、大蒜末炝锅烧至高热时，将拌和的羊肉片、大葱等材料倒入，用武火快速爆炒几下，再加少许香油、醋拌匀，起锅即可。

◎ 香菜

香菜又名芫荽、胡荽、香荽等，是伞形科一年生草本植物，原产于地中海沿岸。香菜由汉代张骞于公元前119年引入我国，在《齐民要术》中已有其栽培技术和腌制方法的记载。香菜因其嫩茎和鲜叶均具有一种特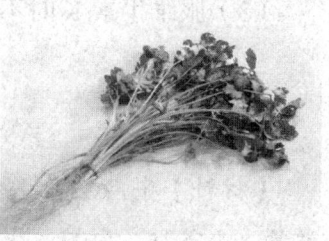殊的香味而得名，多用于凉菜的点缀或汤菜的调味，亦可直接食用或腌渍。香菜中胡萝卜素的含量为番茄、黄瓜、茄子、菜豆的10倍以上，钙、铁的含量也高过许多蔬菜。它不仅营养丰富，而且还可以防治多种疾病，是公认的10种最有益健康的蔬菜之一。

◆ 保健功效

保护血管 香菜中丰富的维生素C和钾等物质具有降血脂，扩张血管，增加冠脉血流量，降低血压和胆固醇，软化血管等作用，对预防动脉粥样硬化和其他心脑血管疾病有一定效果。

提高免疫力 香菜含有大量的胡萝卜素，它能够有效保护眼、呼吸道、泌尿道及胃肠道黏膜，防止细菌和病毒的感染，从而提高人体的免疫能力。

◆ **中医理论**

中医学认为，香菜辛温香窜，内通心脾，外达四肢，辟一切不正之气，为温中健胃养生食品。日常食之，有祛风解毒、消食下气、润肠利尿、醒脾调中、壮阳助肾等功效，可用来治疗感冒、风寒头痛、胃弱食滞、麻疹不透等症状。

◆ **食法宜忌**

忌

（1）腐烂、发黄的香菜不可食用，因其不但没有香气，反而可能会产生毒素。

（2）服中药白术、苍术、丹皮时，不宜食用香菜。

（3）服维生素K时不宜食用香菜。

◆ **保健药膳**

香菜牛肉

【材料】牛肉350克，香菜100克，尖椒、姜、鸡精、盐、植物油各适量，小苏打、白糖、生抽各少许。

【做法】①牛肉切薄片，加入小苏打、白糖、盐、生抽、植物油，用手抓捏拌匀，腌制几分钟；香菜切成3段。②锅中多放植物油烧开，将牛肉下锅滑散，先油炸20~30秒钟，加入姜、尖椒、盐后，快速翻炒直到牛肉全部变熟。③加入香菜，炒到香菜熟，加生抽、鸡精即可。